La chirurgia estetica

Giuseppe Sito
Anna Paola Merone

La chirurgia estetica
Come, quando e perché

Intervista con il Chirurgo

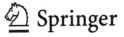

Giuseppe Sito
Chirurgo estetico
Professore a contratto
Seconda Università degli Studi di Napoli
Napoli

Anna Paola Merone
Giornalista
Responsabile Redazione Moda e Costume
Corriere del Mezzogiorno
Napoli

ISBN 978-88-470-2435-9
DOI 10.1007/978-88-470-2436-6

ISBN 978-88-470-2436-6 (eBook)

© Springer-Verlag Italia 2012

Layout copertina: Ikona S.r.l., Milano
Impaginazione: Ikona S.r.l., Milano

Springer-Verlag Italia S.r.l., Via Decembrio 28, I-20137 Milano
Springer fa parte di Springer Science+Business Media (www.springer.com)

A Patrizia, Lorenzo e Alessandra

A Nicola e ai miei genitori

INDICE

Nota per il lettore:
GS, Giuseppe Sito; APM, Anna Paola Merone

INTRODUZIONE

Belle come Afrodite, o irresistibili come Angelina Jolie. Perfetti come il Discobolo di Mirone, o fascinosi come un giovane Richard Gere.

I canoni di bellezza cambiano, ma la voglia di essere belli, di avere un'immagine vincente, giusta, con una prorompente carica di seduzione, è sostanzialmente sempre la stessa dalla notte dei tempi.

E non è un caso se un eroe greco come Achille sia stato riproposto al cinema con il volto e il fisico di Brad Pitt. O se bellezze contemporanee come Julia Roberts o Sarah Jessica Parker, dai sorrisi perfetti e dalle silhouette eteree, interpretino donne vincenti, dalle forti personalità e dal sicuro fascino, con un'immagine che parla di signore non più giovanissime, ma seducenti, in armonia con se stesse e con il proprio fisico.

Finanche Sherlock Holmes, un eroe letterario passato alla storia non per la sua bellezza, ma per il profondissimo acume e le straordinarie capacità investigative, ha conosciuto al cinema valori estetici fino ai giorni nostri inesplorati. Altro che naso aquilino, fronte spaziosa, calvizie incipiente e cipiglio severo. Ormai la fortuna di un personaggio si gioca anche attraverso il suo appeal.

E così, per impersonare l'eroe letterario, è stato scelto Robert Downey jr., un attore che ha dato forma a un personaggio originale e, seppur non bellissimo nel senso classico della parola, sicuramente con una grande carica seduttiva. Di enorme impatto estetico il dottor Watson. Immaginato dai suoi lettori come un bolso e pacioso medico di mezza età, nella finzione cinematografica ha "incontrato" il bel Jude Law, oggetto del desiderio di signore e signorine.

Insomma, la bellezza è un lasciapassare per tutto. Anche un cervello di grande spessore, una cultura sconfinata, una serie di talenti di indiscusso valore sono triplicati dalla presenza di un bell'aspetto.

APM **Professore, belli certamente si nasce, ma si può diventarlo?**

GS Un po' tutte e due le cose. Sia chiaro che quello che dà la natura non è riproponibile e replicabile da alcun chirurgo plastico, per quanto possa essere bravissimo e aggiornato sui sistemi di intervento più moderni. O, per essere più precisi, non è replicabile come alcune donne o uomini sperano. È certamente vero, però, che la medicina offre aiuti sempre più validi e più sofisticati per migliorare la propria immagine e per apparire più giovani e belli.

APM **Insomma, la chirurgia è al servizio di un'ansia estetica?**

GS Nel corso di questo secolo è molto cambiato l'approccio alla chirurgia estetica, che è diventata una risposta importante alle esigenze di chi vuole sentirsi meglio con se stesso, grazie a un'immagine migliore. E non più solo una soluzione a problemi legati, ad esempio, a malformazioni.

APM **Da quando la chirurgia estetica è diventata uno "strumento" di bellezza?**

GS Direi nel corso della prima guerra mondiale. È in questo periodo che questa specifica branca della chirurgia ha avuto un significativo sviluppo, soprattutto per quanto riguarda una serie di interventi nell'ambito maxillo-facciale. Nei centri di chirurgia plastica militare i chirurghi erano, infatti, ripetutamente chiamati a occuparsi delle lesioni della testa e del collo. Prima della guerra erano utilizzate maschere per coprire le ferite più terribili, ma dopo la guerra i visi sfigurati furono sottoposti a interventi e "riparati" dai chirurghi. In quegli anni, era il 1924, la chirurgia plastica entrò anche all'università. Il primo corso fu introdotto, negli Stati Uniti, alla John Hopkins University, e il chirurgo austriaco Vincenz Czerny, noto per i suoi interventi di mastoplastica additiva, sostenne che il solo scopo estetico era sufficiente per giustificare un intervento chirurgico. Insomma, da un lato uno strumento per porre rimedio a patologie gravissime, dall'altro una chiave per ottenere la bellezza.

APM   **Professore, a suo avviso c'è un rischio che accomuna tutti gli interventi di chirurgia estetica?**

GS   Un rischio c'è ed è quello dell'insoddisfazione.

APM   **E come si argina?**

GS   Il medico ha, a mio avviso, un solo modo per affrontare questo rischio: essere assolutamente chiaro con il paziente. Personalmente, preferisco non creare aspettative e illusioni, anche se ho la certezza di un ottimo risultato. Essere assolutamente realista, restando un passo indietro rispetto all'ottimo, è un principio cui mi attengo da sempre. A una paziente che mi chiede una fronte liscia rispondo che il risultato può essere quasi raggiunto, spiegando che la "stropicciatura" della pelle sarà comunque visibile. Un insuccesso che va calcolato non solo relativamente all'opera del medico, ma anche rispetto alla reazione di ogni singolo paziente, va comunque prospettato. Bisogna inoltre considerare che ci sono aspettative di tipo fobico, ma anche qui l'insoddisfazione va sempre inquadrata in un corretto rapporto medico paziente.

APM   **Lei ha avuto esperienze particolari rispetto a pazienti non contenti del risultato raggiunto con un certo intervento?**

GS   Insoddisfazioni vere e proprie, serie, non ce ne sono state. Ma ogni medico dovrebbe ricordare che non tutte le ciambelle riescono con il buco. La natura non è sempre piegabile ai propri desideri. Un esempio banale, un tipico caso di insoddisfazione, sono le

3

orecchie a sventola: tanto più tardi ci si opera, tanto maggiore è il rischio di ritrovarsi con orecchie che ritornano alla posizione originaria. Ne parleremo diffusamente più avanti, ma è chiaro che ci sono interventi che è consigliabile fare a un'età specifica. Altro caso tipico riguarda donne che a 30 anni hanno fatto il seno e che lo valutano poi a distanza di tempo. Qualche settimana fa ho rivisto una mia paziente. È tornata da me dodici anni dopo un intervento di mastoplastica additiva. Nel suo caso il risultato raggiunto era stato brillante, l'intervento perfettamente riuscito. Un risultato che, visto però a distanza di tempo, è apparso alla paziente molto meno esemplare. Come le avevo sottolineato all'epoca, il seno a distanza di anni e dopo una gravidanza sarebbe apparso un po' cadente, svuotato, da ritoccare. Ma lei sapeva a cosa sarebbe andata incontro e dunque in questo caso non mi sono trovato a gestire l'insoddisfazione, ma solo la richiesta di intervenire nuovamente. E qui torniamo all'esigenza di essere chiari, di instaurare un canale di comunicazione corretta con il paziente: un intervento non è per sempre.

APM Questi "rischi" vengono indicati nel consenso informato che viene firmato dal paziente prima dell'intervento?

GS Il consenso informato non è un obbligo di legge, nel senso che il legislatore non ha introdotto l'obbligo di sottoscriverlo. Ma è prassi comune, e credo davvero che sia un'ottima abitudine sottoporlo al paziente. Del resto, nel corso di un eventuale contraddittorio, qualsiasi giudice tiene conto della presenza o meno di un consenso informato, che è un atto sottoscritto da due parti, il chirurgo e il paziente, in cui sono descritti minuziosamente la tecnica dell'intervento, i risultati cui si tende, nonchè i rischi e gli effetti collaterali prevedibili. È un documento presentato al paziente generalmente poco prima dell'intervento e lo si sottoscrive giudicandolo un atto dovuto, quindi quasi mai leggendolo con la giusta attenzione. È invece importante, anche se non si sostituisce a un colloquio chiaro fra le parti, considerando in più che da parte di un paziente c'è un elemento meno tecnico da cui non si può prescindere.

APM   **Quale?**

GS   L'aspettativa. La chirurgia estetica è finalizzata a correggere difetti fisici da un lato, ma a guarire un po' anche l'anima dall'altro, a soddisfare un'esigenza della mente. E, in questo senso, l'aspettativa è un elemento indispensabile. In questo meccanismo, l'idea di quel che si può ottenere con l'aiuto del bisturi ha un ruolo importante. Un naso operato perfettamente, al quale viene restituita anche una funzionalità ottimale, potrebbe non bastare se non è quello che il paziente si aspettava. Magari ha una forma impeccabile, ma nella testa lo si immaginava diversamente. E capita anche che qualcuno possa avere "nostalgia" del suo vecchio naso. È quindi chiaro che tocca al medico chiarire, senza possibilità di equivoci, cosa si può ottenere. Un aiuto può venire anche analizzando le foto del prima e del dopo di chi ha problemi analoghi ai propri. Alcuni, ma è un comportamento che non condivido, chiedono al paziente di portare con sé delle foto di nasi famosi per avere un'idea di come comportarsi. Personalmente, però, credo nell'unicità del risultato e nella capacità di ogni chirurgo di "creare" il naso più adatto in funzione dei parametri del viso che si ha di fronte. Un fondoschiena come quello di Jennifer Lopez è certamente un dono di natura, ma non è realistico pensare che una signora con le *culotte de cheval* possa ottenerlo. Ma è proprio il confronto fra il prima e il dopo che la aiuterà a valutare con attenzione, a capire che non potrà ambire alla perfezione di una statua, ma che potrà comunque ottenere tanto.

APM   **Ci sono molte star, e forse anche qualche persona comune, che hanno fatto marcia indietro rispetto agli interventi ai quali si erano sottoposte. Ad esempio, Pamela Anderson si è fatta ridurre il seno che aveva voluto debordante e che ha fatto la sua fortuna di attrice. Perché accade questo?**

GS   Credo che in questo caso si debba fare un distinguo fra personaggi pubblici e persone comuni. Nel primo caso anche la chirurgia plastica, soprattutto se declinata in forme così vistose, è un buon veicolo pubblicitario. Quindi decisioni, ripensamenti e altre scelte annunciate a gran voce ai giornali sono sostanzialmente operazioni di marketing. Anche i seni che esplodono in aereo, ad alta quota, sono leggende metropolitane, messe in giro ad arte. Tutte le protesi utilizzate dai medici sono collaudate, sottoposte a test severissimi per verificare il punto di rottura, il *breaking point*. Solo una o due volte io ho visto protesi che si sono rotte.

APM   **Per quale motivo?**

GS   Non esistono protesi eterne, proprio come le gomme delle automobili, per fare un esempio che risulta di certo chiaro anche ai non addetti ai lavori. Fino a dieci anni la curva di rottura delle protesi è piatta, ci sono rischi minimi; poi, si eleva drammaticamente. Ma per evitare qualsiasi inconveniente basta in realtà fare controlli, un'ecografia e nei casi sospetti una risonanza; purtroppo le donne, generalmente, spariscono dopo l'intervento. Eppure le indicazioni sono chiare: il primo anno ci si dovrebbe sottoporre a quattro, cinque controlli per poi ritornare dal proprio medico una volta ogni due anni per una visita, di routine, ma indispensabile.

APM   **A questo punto è opportuno parlare del caso degli impianti francesi Pip. Come è potuto accadere di trovare sul mercato protesi contenenti silicone industriale?**

GS   In circa dieci anni, dal 2000 al 2010, sono state immesse sul mercato mondiale, circa 400000 protesi mammarie di marca Pip di fabbricazione francese. Di queste, circa 40000 sono state impiantate in Francia e circa cinquemila in Italia. L'indagine sulle protesi incriminate è partita da una denuncia presentata al governo francese riguardante sette casi di morte per un particolare tipo di tumore in donne portatrici di protesi Pip. Occorre innanzitutto ribadire che non è stato ancora dimostrato alcun nesso certo tra le morti acclarate e le protesi mammarie ma, partendo da questi decessi, il governo francese ha promosso un'indagine sui costituenti di queste protesi. E ha scoprerto che all'interno, anziché gel coesivo di silicone *medical grade*, vi era silicone per usi industriali e altri componenti di varia natura, tra cui prodotti di combustione della benzina e un vero e proprio miscuglio di prodotti chimici industriali. È sembrato quindi imperativo per il governo francese, e subito dopo per tutti gli altri stati europei, vietare la vendita di ogni tipo di protesi Pip sin dall'aprile 2010.

APM   **Cosa fare se si è portatrici di protesi Pip?**

GS   Lo scorso 29 dicembre in Italia il Ministero della Salute, con una propria ordinanza, ha promosso un rapido censimento delle donne italiane portatrici di tali protesi. Azione questa meritoria. Anche se appare lecito chiedersi cosa abbia fatto il Ministero al momento dell'immissione in commercio e durante i dieci anni di vendita, chi abbia autorizzato la commercializzazione e chi abbia evitato di controllare la bontà dell'impianto. Al di là delle facili polemiche, è però il caso di fare il punto sulle strategie da seguire. Il chirurgo plastico, qualsiasi chirurgo plastico, ha l'obbligo di riportare in cartella clinica l'impianto effettuato. Quindi, la prima cosa da fare è contattare la struttura dove si è state sottoposte all'intervento e chiedere copia della cartella: qui si troverà facilmente la certificazione dell'impianto. Poi, sempre con la massima serenità, laddove si fosse portatrici dell'impianto incriminato, occorre rivolgersi al chirurgo e, possibilmente, procedere alla sostituzione delle protesi. Non già per il rischio tumore, che al momento non appare accertato, ma solo ed esclusivamente perché l'unico vero rischio delle protesi Pip è la rottura precoce, che esporrebbe l'organismo a materiali potenzialmente tossici.

APM   **Torniamo ai "pentimenti". La gente comune torna mai sui propri passi?**

GS   Guardi, in tanti anni a me è accaduto solo una volta di confrontarmi con una paziente che ha voluto tornare sulla scelta compiuta. Ricordo una donna non certo bellissima cui avevo fatto un seno davvero notevole. Dopo l'intervento però, a letto con il suo compagno, si sentiva troppo diversa e ha chiesto e ottenuto la rimozione delle protesi. Credo non avesse trovato un accordo, un'armonia con il compagno rispetto alla sua nuova immagine. Per questo motivo è indispensabile, come già abbiamo detto, che ci si avvicini all'intervento per se stessi e non per piacere o compiacere altri. Un passo così impegnativo deve nascere da una propria personalissima esigenza.

APM   **Ci sono altri tipi di rischi trasversali a interventi diversi?**

GS   Esistono condizioni di patologia psichica che talvolta, più che il paziente, condizionano il chirurgo. Forme di depressione che appaiono, all'occhio poco esperto in materia, come "pericolose" per il soddisfacimento in seguito a un intervento di chirurgia estetica. In questi casi è sorprendente, e talvolta meraviglia, come il consulente psichiatra, cui correttamente il chirurgo invia il paziente "a rischio", si esprima favorevolmente. Anzi suggerisca l'intervento chirurgico quale complemento terapeutico importante per migliorare lo stato depressivo. Altra condizione, talvolta drammatica, è la cosiddetta dismorfofobia. Una condizione di interesse psichiatrico realmente problematica che si verifica quando il paziente, in pratica, odia il suo corpo, non riuscendo ad avere un rapporto corretto tra psiche e "contenitore". In Italia, secondo una serie di studi, circa 500000 persone soffrirebbero di dismorfofobia. La patologia è più frequente nel sesso femminile, il rapporto femmine-maschi è di 2 a 1, e l'esordio avviene più spesso in età giovanile, generalmente fra i 10 e i 20 anni. Solo raramente si manifesta dopo i 40 anni d'età, i cui casi riscontrati sono inferiori all'1 per cento del totale degli ammalati. La dismorfofobia rappresenta quindi una condizione patologica alla quale il chirurgo plastico, non sufficientemente "avvezzo" a comprenderla, deve porre grande attenzione. Non è difficile, infatti, ricevere nel proprio studio pazienti che lamentano difetti fisici immaginari che guardano e riguardano ogni parte del proprio corpo. Pur invitati a considerare possibilità riparative, rispondono distrattamente e focalizzano la propria attenzione su un'altra regione, poi un'altra e un'altra ancora. Qualche anno fa, uno psichiatra milanese mise a punto una batteria di test da somministrare al paziente in occasione della visita e da esaminare in una fase successiva dallo psichiatra stesso, onde fornire una sorta di indice di "pericolosità" psicologica. Ma l'iniziativa fu presto accantonata per la scarsa *compliance* dei pazienti.

APM **Professore, lei usa la parola *compliance*: cosa significa e che ruolo ha nei vostri interventi?**

GS *Compliance*, letteralmente conformità, significa porre in essere tutte le possibili attenzioni affinché il paziente segua attentamente le prescrizioni o, ad esempio, comprenda perfettamente cosa e che valore ha un intervento chirurgico. Come si può ben immaginare, è un concetto molto astratto, per niente semplice e comprende simultaneamente il *savoir faire*, la scientificità, l'utilizzo di parole giuste e convincenti e così via. Non tutti i medici sono capaci di suscitare la *compliance* del paziente e non tutti i pazienti aderiscono alla *compliance* e questo può spesso essere causa di problemi.

APM **In che senso?**

GS Nel senso che talvolta il paziente si innamora di un'idea che non sempre si può raggiungere oppure, più spesso, che il paziente, convinto che il tutto si esaurisca nell'atto chirurgico, non segue le prescrizioni terapeutiche.

APM **E allora che succede?**

GS Allora occorre ricordare che la natura è bizzarra e capricciosa e che non sempre va dove vuole l'uomo e, soprattutto, che occorre una medicina famosa che si chiama tempo e pazienza.

APM   **Una piccola curiosità: quante donne ammettono di essersi sottoposte a qualche aggiustatina?**

GS   Pochissime. La maggior parte delle donne non vuole assolutamente farlo sapere. Ci sono tante mie pazienti che in strada, o in società, non mi salutano o si rivolgono a me trattandomi da estraneo o poco più. È diffusissima l'abitudine delle donne di disconoscere pubblicamente gli interventi affrontati per raggiungere uno status di bellezza che vogliono invece proporre come dote personale. Insomma, la donna vuole essere bella di suo e capita anche che arrivi a negare interventi di rinoplastica più che evidenti. Personalmente trovo sia una cosa senza troppo senso, anche perché ci sono casi nei quali la differenza fra il "prima" e il "dopo" è decisamente manifesta.

APM   **E gli uomini come si comportano?**

GS   Gli uomini sono più drammaticamente veri. La loro unica e sostanziale preoccupazione è come mettere insieme i tempi di un intervento con quelli lavorativi. Insomma, come organizzarsi al meglio dovendo affrontare un intervento. Per tornare alla vita attiva senza eccessive ripercussioni sui ritmi quotidiani. Sostanzialmente chiedono piccoli aggiustamenti al viso, interventi sulle cosiddette "maniglie dell'amore" e spesso si fanno accompagnare da mogli, fidanzate o compagne, a differenza delle donne, che normalmente neanche con il proprio compagno ammettono di essersi sottoposte a un intervento. Da questo punto di vista, gli uomini sono pazienti straordinari, che non hanno problemi di privacy di nessun tipo. Sono davvero scioltissimi.

APM   **Alle donne, dunque, la palma di pazienti più problematici.**

GS   In assoluto i più problematici sono quelli che lavorano nel mondo dello spettacolo. Sono letteralmente ossessionati dalla privacy. Io ricevo in orari assolutamente non convenzionali una fetta di pazienti che non vuole incontrare nessuno, nemmeno la mia segretaria o i miei collaboratori. E dire che nel mio studio, ma anche presso molti altri colleghi, tutti i pazienti vengono gestiti nel nome della più assoluta discrezione.

CAPITOLO 1 UN PO' DI STORIA

APM Lei ritiene che oggi ci sia una ricerca più affannosa della bellezza, determinata da quella che viene definita "civiltà dell'immagine"?

GS Direi proprio di no. Almeno non direi che si tratti di un fatto strettamente legato all'attualità. Quest'ansia estetica, se vogliamo chiamarla così, accompagna la storia dell'umanità sin dalle sue origini. Gli uomini e le donne sono sempre stati interessati alla cura del proprio corpo, alla bellezza. Una pratica nata con l'umanità, che si è evoluta nei secoli. "Siate immortali, eternamente belle!" disse Venere alle Grazie, dopo essere approdata sulle isole del mar Egeo, indicando nel culto della bellezza il mezzo privilegiato per proteggere gli uomini dalla loro naturale barbarie e per ingentilire l'umanità. Ma anche, ammettiamolo, per affermarsi con una forza di seduzione dirompente. Il primo a interessarsi compiutamente di chirurgia plastica, in senso ricostruttivo, fu Gaspare Tagliacozzi, un celebre professore universitario che ben comprese, era la metà del 1500, l'importanza psicologica e sociologica della chirurgia plastica ed estetica, mettendo in stretta relazione l'immagine con il benessere psichico. E, io aggiungerei, considerando il brutto come infelicità. "Noi ripristiniamo – scrisse – ripariamo e diamo l'integrità a quelle parti del viso che la natura ci ha dato e il destino ci ha tolto, non tanto per la gioia della vista, ma per rasserenare gli spiriti e aiutare la mente degli afflitti". Pietra miliare della chirurgia estetica è il suo testo *De curtorum chirurgia per insitionem*, in cui la ricostruzione del naso amputato per ferite o sifilide è documentata

La chirurgia estetica. Giuseppe Sito, Anna Paola Merone © Springer-Verlag Italia 2012

con descrizioni e accurate illustrazioni e addirittura commenti di confronto tra diverse procedure.

APM **Procedure, immagino, oggi ampiamente superate?**

GS In realtà la tecnica ricostruttiva del Tagliacozzi, adoperata in origine per la ricostruzione della piramide nasale frequentemente amputata da colpi di "arma bianca", è stata utilizzata fino a tempi recenti ed è tutt'ora nota con il nome di "lembo italiano". Tagliacozzi scelse di usare la pelle del braccio: effettuava due incisioni parallele sul bicipite, allentava la pelle tra questi due tagli e inseriva una benda medicata sotto la pelle. Lasciava tutto intatto per quattro giorni, poi medicava giornalmente la ferita in modo da favorire la formazione della cicatrice sotto la pelle allentata. Dopo quattordici giorni, tagliava la pelle incisa a un'estremità; dopo altre due settimane raschiava il moncone nasale e innestava il lembo ancora attaccato sul naso, tenendo il braccio in posizione con una forte imbracatura. Dopo venti giorni tagliava il lembo dal braccio e dopo altre due settimane cominciava a modellare il naso congiungendolo al labbro superiore. Sei fasi come minimo e poco più di un mese dopo era pronto un naso rudimentale, ma presentabile. Certo, oggi si lavora diversamente, ma sulla base di quanto fatto nei secoli precedenti da medici che hanno saputo guardare oltre e riconoscere, per i pazienti, un'esigenza spirituale e non solo fisica.

APM **Quanto indietro dobbiamo andare per ritrovare i primi rimedi estetici usati dall'uomo?**

GS Egiziani, romani e persiani usavano l'antimonio per far brillare gli occhi. Tanto per fare un piccolissimo esempio. Durante gli scavi di tombe e costruzioni funerarie sono stati rinvenuti documenti che testimoniano l'esistenza di scambi commerciali tra gli Egizi e l'Oriente di oli essenziali, unguenti e profumi. Prodotti, si è scoperto, che venivano utilizzati per massaggiare, detergere e profumare il corpo, ammorbidire le mani e il viso, prevenire la sudorazione e curare le macchie della pelle. Forme di cura per il corpo decisamente avanzate. In quei tempi, poi, sia uomini sia donne utilizzavano il bistro, una sostanza scura che serviva a truccare gli occhi e il viso, ed esisteva già il concetto di tatuaggio, decisamente molto contemporaneo, che ricopriva mani e piedi.

APM   Quando si parla per la prima volta di chirurgia plastica vera e propria?

GS   Plastica deriva dal termine greco *plastikos*, che vuol dire modellare. Anche la descrizione dei primi interventi di chirurgia plastica risale ai papiri egizi, oltre che ai testi sanscriti dell'antica India. Il papiro di Edwin Smith, datato 3000 avanti Cristo, contiene la prima descrizione della chirurgia di un trauma facciale, con fratture nasali e della mandibola. È il documento più antico che testimonia il ricorso alla chirurgia estetica. È un autore Indù, Sushrata, che invece descrive per primo, nella sua enciclopedia *Samhita*, la ricostruzione dell'orecchio con pelle prelevata dalla guancia e la ricostruzione del naso detta ancora oggi con il "metodo indiano" o "indù". Sempre ai medici Indù si deve il trapianto di pelle prelevata dalle natiche: tecnica che sarebbe da datare a più di due millenni fa.

APM   I Greci che rapporto ebbero con queste tecniche?

GS   Nella Grecia classica il concetto di bellezza assunse toni molto netti. E venne elaborato il concetto di *kalokagathia*, cioè *kalos kai agathos*, che unisce etica ed estetica. Chi è bello sarà anche buono: un concetto, per l'appunto, netto. Gli artisti, ma anche gli scrittori, mettevano in evidenza i corpi statuari di dei ed eroi, descrivendone le fattezze perfette. E anche dee, fanciulle e ninfe diventarono protagoniste delle opere e delle scritture classiche. Durante l'Impero Romano, poi, quest'idea, se possibile, si rafforzò ulteriormente. Si svilupparono le arti della pittura e della scultura che ritraevano il corpo umano in forma splendente e nacquero così nuove mode nel campo delle acconciature, dell'abbigliamento e dei gioielli. Sul fronte della chirurgia estetica vera e propria, nel quarto secolo avanti Cristo, Alessandro Magno il Macedone, invadendo l'India, importò le tecniche di ricostruzione Indù nel bacino del Mediterraneo. Contemporanea a questo periodo è la correzione del labbro leporino, che a partire dal quarto secolo veniva praticata in Cina dai medici della dinastia Chin. Queste tecniche si diffusero tanto che nel I secolo dopo Cristo il medico romano Aulo Cornelio Celso descrisse la riparazione della mutilazione delle labbra, delle orecchie, del naso nel suo *De Medicina*. Altra testimonianza interessante è una moneta con l'effigie di Giustiniano II, detto "naso mozzo". L'imperatore romano fu deposto e, per impedirgli di riconquistare il trono, gli fu amputato il naso. Se lo fece ricostruire e ritornò al potere. Nel IV secolo dopo Cristo Oribasio, medico di corte bizantino, nella sua *Synagogue Medicae*, un'enciclopedia di 70 volumi, dedicò ben due capitoli alla ricostruzione dei difetti della faccia.

APM E di lì in poi cosa successe?

GS La caduta di Roma, nel quinto secolo, e le invasioni barbariche fecero dimenticare queste tecniche. Durante la fine dell'impero romano e il Medioevo ci fu una battuta d'arresto. Si creò una controtendenza rispetto a un concetto di bellezza così assoluto, per certi versi tanto preponderante e dominante nell'immaginario collettivo. Del resto gli invasori barbarici avevano una scarsissima considerazione della bellezza estetica. E il Medio Evo fu, sotto questo aspetto, un periodo di enorme arretratezza. Nel tredicesimo secolo Papa Innocenzo III, inoltre, proibì ogni intervento chirurgico e la maggior parte dei medici del tempo iniziarono a considerare disonorevole e volgare la manualità degli interventi chirurgici che diventarono competenza dei barbieri. Con qualche eccezione. La chirurgia plastica ricostruttiva fu reintrodotta in Europa dal nono al dodicesimo secolo: gli arabi, che avevano invaso la valle dell'Indo nel 711 dopo Cristo e vi avevano appreso le tecniche di ricostruzione, le reimportarono nel bacino del Mediterraneo quando conquistarono la Spagna e la Sicilia. *Cerrahiye-i Ilhaniye*, il primo testo di chirurgia illustrato, è patrimonio della letteratura turco-islamica: Serafeddin Sabuncuoglu vi descrisse le tecniche della chirurgia maxillo-facciale, delle patologie delle palpebre e della ginecomastia: ancora oggi la sua tecnica per asportare il tessuto ghiandolare anticipa la moderna mastoplastica riduttiva.

APM **Barbieri, islamici visionari, medici rivoluzionari. La chirurgia estetica ruota intorno a molti protagonisti diversi. Come mai?**

GS È un po' il mutare delle condizioni storiche, culturali, sociali che ha determinato questa compresenza di professionalità diverse per una disciplina che ha faticato ad affermarsi, ad acquisire un ruolo e una dignità. Effettivamente nel Rinascimento, quando l'ideale di una bellezza assoluta tornò ad affermarsi, in Italia vissero grandi famiglie in cui il mestiere di barbiere-cerusico era ereditario. I Branca, vissuti nella Sicilia del quindicesimo secolo, reintrodussero la ricostruzione del naso con la tecnica indiana, ma così come nell'antica India la casta indiana Koomas, cioè dei cerusici-produttori di mattoni, non divulgava le sue tecniche, lo stesso fece Branca padre, che le tramandò solo al figlio Antonio. Ma fra i barbieri e il mondo accademico, in fondo, il passo è brevissimo. All'Università di Bologna lavorava infatti Leonardo Fioravanti, che nel suo *Il tesoro della vita humana* pubblicò il resoconto delle ricostruzioni nasali effettuate dalla famiglia di barbieri Vianeso, suscitando l'interesse di Gasparo Tagliacozzi, che ne divulgò la metodica. Leonardo Fioravanti rese nota anche la tecnica del trapianto. Questa risale alla civiltà Indù, circa 2500 anni fa, e fu reintrodotta in Europa dagli Arabi. La prima descrizione, di Fioravanti, risale al 1570: "Un certo gentiluomo spagnolo chiamato Andreas Gutiero, cui era stato tagliato il naso in un duello, e poi lo aveva fatto cadere nella sabbia e io che l'ho avuto in mano, era pieno di sabbia: ho urinato su di esso e l'ho lavato con urina, l'ho riappiccicato facendolo restare lì 8-10 giorni".

17

APM La sterilizzazione del campo operatorio oggi, immagino, si realizza con altri sistemi.

GS Assolutamente sì. Purché, è sempre importante ricordarlo, ci si affidi a un medico. I centri estetici – sebbene utili nella cura frequente, ma puramente estetica, della persona – non dovrebbero essere punti di riferimento per chi intende sottoporsi a un intervento di chirurgia. È il buonsenso, innanzi tutto, che dovrebbe guidare verso scelte più sicure.

APM Torniamo per un momento ancora alla storia. Quando si è affermata la medicina estetica vera e propria?

GS Nel 1973, a Parigi, Legrand per la prima volta affianca alla parola "medicina" l'appellativo "estetica", introducendo così un nuovo concetto di attività medica che mirava a correggere i vari inestetismi del corpo umano. Dal 1973 a tutta la prima metà degli anni '80, questa disciplina si diffonde nei paesi limitrofi alla Francia e, da qui, a tutto il bacino del Mediterraneo e all'America Latina. Infatti nel 1975 in Italia viene fondata la Società Italiana di Medicina Estetica ad opera di Carlo Alberto Bartoletti. Contemporaneamente a Milano, ad opera dei professori Gualtierotti prima e Massirone poi, nasce la prima scuola di perfezionamento per medici, in medicina estetica. È così che la medicina estetica diviene, a tutti gli effetti, una medicina preventiva che, intervenendo sui comportamenti errati, si propone di eliminare gli inestetismi e, spesso, anche alcune patologie. In ogni caso, essa si pone a un livello complementare e non alternativo rispetto alla chirurgia estetica, affidandosi a mezzi non chirurgici.

Non è mai troppo presto. La percezione della chirurgia estetica negli ultimi anni è profondamente cambiata. Il chirurgo non è più solo un punto di riferimento per signore mature, o comunque non più fresche, alla ricerca della giovinezza perduta. Anche le ragazze sempre più spesso chiedono il parere, e le prestazioni, dei professionisti del bisturi per far pace con il proprio aspetto fisico, per affacciarsi e affermarsi poi con successo in una società dove un'immagine giusta ha un peso importante. Per ipotecare un futuro con poche rughe, esibendo un fisico in grado di sfidare con grazia e tono la forza di gravità. Perché il segreto è proprio questo: capire che chi ben incomincia è a metà dell'opera. Una continua manutenzione ordinaria, infatti, mette al riparo dal rischio di dover affrontare interventi straordinari e particolarmente invasivi. Certo, il bisturi da solo non può tutto. Bisogna prendersi cura di se stessi, restare in forma. E bisogna avere la consapevolezza che non tutti possono tendere a un unico modello estetico e che la natura ha coordinate non ricostruibili a colpi di bisturi.

APM Professore, ma non sono troppo pochi venti anni per incominciare a pensare alla chirurgia estetica e sottoporsi a un intervento?

GS Spesso, ma non sempre, sono davvero pochi. E non a caso sono state introdotte leggi ad hoc per mettere un limite alle ansie estetiche delle giovanissime, ma anche e soprattutto delle loro mamme. Spesso le donne mature proiettano i propri desideri, le proprie aspettative sulle figlie. L'esigenza di un seno più grande, di labbra più turgide, di gambe più snelle è avvertita indirettamente. È questo il motivo per

La chirurgia estetica. Giuseppe Sito, Anna Paola Merone © Springer-Verlag Italia 2012

cui un chirurgo serio dovrebbe avere un dialogo prolungato e approfondito con la propria paziente, per capire quali sono i motivi che l'hanno spinta a richiedere un intervento, se ci sono stati condizionamenti esterni, se ci sono problemi di dismorfismo. Nei casi più delicati entra in gioco anche uno psicologo, come abbiamo già accennato.

APM **Fermiamoci, dunque, un momento. Quanto è frequente questo problema?**

GS È un problema che esiste, come abbiamo già detto, soprattutto fra i giovani. E che non è neanche semplice diagnosticare. Bisogna quindi che i colloqui propedeutici a un intervento vengano condotti con grande attenzione. Spesso gli stessi pazienti sono consapevoli di avere questa patologia, per la quale sono in cura presso uno psichiatra. A me è capitato un ragazzo che voleva sottoporsi a un intervento di rinoplastica e che mi ha confidato di essere consapevole di essere affetto da dismorfofobia. Alla fine l'intervento non c'è stato, perché insieme siamo arrivati a capire che non era un naso nuovo il vero problema. Ma non è semplice come sembra. Non basta una chiacchierata chiarificatrice. Per questo motivo uno psicologo di sostegno è spesso indispensabile per capire come procedere. Del resto c'è una scuola di pensiero che, in alcuni casi, spinge per gli interventi di chirurgia estetica. Insomma ci sono soggetti dismorfofobici che comunque hanno un miglioramento dopo un intervento.

APM **Questa patologia, lei ha detto, fa riferimento a un rapporto sbilanciato fra la psiche e il corpo, fra la mente e il "contenitore".**

GS Potremmo definirlo un disturbo della personalità, una psicosi che si concentra sull'aspetto esteriore, un'ipercriticità nei confronti di se stessi che nasce da una visione distorta del proprio fisico, del proprio volto e che porta a individuare una serie di difetti inesistenti. Le ansie del paziente possono focalizzarsi sull'intero aspetto esteriore o solo su una parte specifica del corpo. Nella casistica internazionale ci sono zone più coinvolte di altre da questo fenomeno. Le donne sono, per così dire, ossessionate da seno, capelli, cosce e fianchi. Anche gli uomini hanno un'attenzione specifica per i capelli, ma il disturbo si allarga anche ad addome e torace, al naso e, ovviamente, a pene e testicoli. Generalmente, lo abbiamo detto, si tratta di ansie infondate. Ad esempio una donna si vede fianchi larghi pur indossando una taglia 42, o un uomo si vede il naso grosso pur avendo un profilo assolutamente normale. Ansie infondate associate, in alcuni casi, a un tipo di aspettativa estetica irreale, lontana del tutto da quelle che sono le coordinate del proprio fisico. Una donna mediterranea non potrà ambire a un'immagine di donna scandinava.

APM **Al di là di questi casi, come si arriva da giovani a un intervento di chirurgia plastica?**

GS Vanno considerati alcuni cambiamenti che si sono introdotti nella società rispetto al passato. L'aspettativa media di vita si è allungata e la richiesta di benessere è, dunque, protratta più avanti nel tempo e si parla sempre più spesso di procedure per la terza età. Si è dunque di fronte a una prospettiva esistenziale allungata e, contestualmente, si è anticipato il momento in cui le donne si vogliono vedere più belle. Già in età adolescenziale si ricerca un'immagine vincente, c'è una gran voglia di benessere con se stesse. La competizione fra ragazzine è spietata e, se è vero che i modelli imposti dai media sono sicuramente alterati, è altrettanto vero che tante ragazze sanno che non devono per forza convivere con un naso brutto, una mammella tuberosa o con le orecchie a sventola. Proprio come non si convive più con i denti storti; oggi chiunque, perfino gli adulti, ricorre all'ortodonzia. Tantissimi, secondo lo stile hollywoodiano, chiedono le "faccette" per avere un sorriso perfetto. Eppure solo pochi anni fa le persone con i denti storti, guasti, con sorrisi francamente brutti non erano una rarità.

APM   Dunque quando ci sono difetti veri...

GS   Ci sono situazioni che vanno oltre il semplice desiderio di sentirsi più belle o più belli, situazioni oggettivamente critiche; se mi trovo insomma davanti un adolescente con un nasone, il volto deturpato dall'acne, le orecchie a sventola e vedo che porta i capelli lunghi dietro i quali si nasconde, sciarpe voluminose, che tende a coprirsi il viso con le mani, d'istinto mi viene da pensare che vive questo difetto estetico come un problema, perché di difetto di tratta e non di distorta percezione. Si parte quindi con una serie di colloqui propedeutici all'intervento, al quale si deve arrivare sempre preparati e consapevoli.

APM   **Come si capisce, come ci si comporta quando ci si trova davanti casi meno netti? Quando si ha, ad esempio, di fronte una ragazzina con la voglia di un seno nuovo, come si capisce se le sue richieste sono legate a capricci post adolescenziali o sono espressione, invece, di reali esigenze?**

GS   Questo è uno dei compiti importanti del chirurgo. È fondamentale comprendere chi si ha davanti parlando a lungo con il paziente e cercando di indagare a fondo le sue motivazioni. Occorre saper distinguere chi chiede un intervento di estetica per colmare una serie di lacune, che poco hanno a vedere con l'aspetto fisico, rispetto a chi invece, attraverso la necessità di una cura estetica, vuole aggiustare piccoli difetti dell'animo. Occorre individuare chi ha ansie estetiche, magari mutuate da modelli televisivi, da chi invece ha la necessità di affrontare un problema vero, riducendo un difetto. E non bisogna neanche minimizzare, perché sarebbe anche questo un errore. Non bisogna sottovalutare la portata del problema o persino sminuire l'importanza di un intervento, che è una cosa seria, un passo importante che va eseguito, secondo una serie di regole ben precise, da professionisti.

2.1 Il naso

APM Tante ragazze e ragazzi si sono affacciati, anche negli anni passati, al mondo della chirurgia estetica chiedendo un naso nuovo. È ancora così?

GS Un naso perfetto è un sogno di gioventù, il desiderio di tantissimi adolescenti che focalizzano sull'estetica del viso una serie di disturbi, di problemi con se stessi e con gli altri. Ragazzini e ragazzine che immaginano di poter superare una serie di ostacoli di relazione con il prossimo proprio attraverso la plastica al naso, ricomponendo cioè l'equilibrio e le proporzioni del volto. Un viso è la prima cosa che si espone agli altri, una parte di sé che si offre senza filtri, a differenza di altre zone del corpo. A questa età non è certo un seno poco grande che preoccupa, ma il volto. Spesso ci troviamo di fronte non a nasi brutti ma solo a piccole imperfezioni, che vengono però vissute in fase adolescenziale come veri e propri drammi.

APM E cosa si fa di fronte a un adolescente così inquieto e così poco obiettivo?

GS L'intervento non può essere effettuato, sia per motivi etici sia per motivi pratici che attengono all'ossificazione non completata, prima dei 18 anni. Dunque questo mette già al riparo da una serie di angosce adolescenziali che in linea di massima a 18 anni sono superate. È l'età questa in cui il problema si presenta secondo le sue vere proporzioni. Abbiamo ora di fronte un paziente che ha affrontato un percorso di crescita, che ha convissuto con quello che definisce un problema e che è pronto a superarlo, con consapevolezza.

APM In cosa consiste l'operazione?

GS La rinoplastica e la settoplastica sono interventi di chirurgia plastica tesi al rimodellamento della forma del naso, parziale o per intero, che hanno finalità estetiche, ma anche funzionali. L'intervento dura circa un'ora e può riguardare la piramide nasale, dove c'è l'osso, per togliere il gibbo, oppure può riguardare la punta, dove c'è la parte cartilaginea. Si può intervenire in queste due zone in alternativa o anche farlo in abbinata. A volte il paziente presenta una bella punta e un terribile gibbo, o viceversa è necessario intervenire solo sulla punta. Si possono, in altri casi, inserire dei cosiddetti innesti cartilaginei, ovvero piccoli frammenti di cartilagine prelevati dal retro del padiglione auricolare o addirittura dalla pars cartilaginea delle costole, che possono essere utili per "sostenere" la punta o riempire piccoli difetti del naso e dare al profilo un aspetto più armonico. Alcuni pazienti, poi, chiedono solo piccole correzioni, lasciando cioè la forma, per quanto non perfetta, naturale e intervenendo il minimo indispensabile. Altri puntano a un nasino piccolo, con la punta rivolta verso l'alto. All'intervento estetico possono essere abbinati interventi sulle difficoltà funzionali da correggere, come l'ipertrofia dei turbinati o il setto nasale deviato che comporta una serie di difficoltà di respirazione, patologie queste di interesse otoiatrico, ma che possono essere ben corrette operando in sinergia con un otorino per ottenere quindi, nello stesso tempo, un naso bello e funzionale.

APM   E dopo l'intervento?

GS   Il postoperatorio non presenta particolari difficoltà. Al termine dell'intervento è frequente inserire dei tamponcini nelle narici che hanno una funzione eminentemente emostatica, che si rimuovono il mattino dopo. Bisogna considerare la presenza di ematomi che generalmente si assorbono in 4-5 giorni dopo i quali si può uscire tranquillamente. Il gessetto di protezione sul naso si toglie dopo una settimana e viene sostituito da cerottini. L'intervento viene di solito eseguito in anestesia locale, con piccole punturine di anestetico locale, accompagnate dalla sedazione, una tecnica ove il paziente non viene addormentato, ma solo "sedato" in modo che possa lasciare la clinica poche ore dopo l'intervento. Si tratta quindi di un intervento, come si vede, ampiamente perfezionato rispetto a qualche anno fa. E lontano anni luce da quello realizzato nel 1892 da John Orlando Roe, chirurgo di Rochester, nello stato di New York, considerato il primo vero intervento di chirurgia estetica nasale. Un intervento che non eliminava la gobba, ma correggeva il naso a sella, deformità che affliggeva i figli di madri malate di sifilide, il cosiddetto "mal francese", ma descritto dai francesi come il *mal napolitain*, dagli olandesi come il "mal spagnolo" e dai russi come il "mal polacco"; una patologia venerea allora molto diffusa. Ragazzi e ragazze che non riuscivano a trovare lavoro o avere una relazione affettiva a causa di questa "tara" e che nell'operazione vedevano un vero e proprio riscatto esistenziale. Ma per la ricostruzione completa del naso mancava ancora la parte ossea e proprio nello stesso anno un altro chirurgo, Robert Weir, iniziò a utilizzare lo sterno d'anatra coniando per primo il vocabolo "rinomania", cioè la ricerca patologica del perfezionismo chirurgico, in questo caso nasale, da parte dei pazienti.

2.2 Le orecchie

APM **Le orecchie a sventola sono un altro difetto con il quale, fin da ragazzini, si convive male. Quante sono, percentualmente, le richieste per correggerle?**

GS Tante. Ma, e qui quello che abbiamo detto fino ad ora si ribalta completamente, è mia opinione che spesso queste richieste vengono avanzate troppo tardi. L'otoplastica, l'intervento che corregge quelle che vengono generalmente definite "orecchie a sventola", o comunque prominenti, non è indispensabile da un punto di vista funzionale, ma ha una forte rilevanza sul piano psicologico. Le orecchie a sventola possono creare imbarazzo, già da bambini, condizionare sicurezza e autostima e diventare un problema personale. Sono un difetto che qualcuno potrebbe definire oggettivo, nel senso che è ben chiaro quando ci si trova di fronte a orecchie non attaccate alla testa, con padiglioni auricolari fuori misura, sproporzionate ed evidenti nel contesto.

APM   L'intervento si effettua in anestesia locale?

GS   Dura meno di un'ora e si effettua in anestesia locale, alla quale asso-
ciamo una sedazione. Una forma di stordimento, come detto, che
tanto per fare un esempio non tecnico, equivale a quello dato da
mezza bottiglia di vino. Il paziente è vigile, ma alla fine non ricorda
nulla di quel che è successo. Ovviamente l'anestesista deve essere
sempre presente in sala operatoria.

APM   Ma per quali interventi si ricorre all'anestesia totale?

GS   L'unica cosa che non facciamo in anestesia locale ormai è l'addome.
Per il resto facciamo tutto con il ricorso alla sedazione. Anestesia
o no, comunque, ogni intervento va perfezionato in presenza di un
anestesista. Sempre! Il costo sale, ma alla sicurezza non si deve
mai rinunciare, per alcun motivo. Comunque quasi tutti gli interventi non richiedono l'anestesia generale. La sedazione è il vero
aiuto importante, la grande scoperta degli ultimi anni. Il paziente
è sottoposto a un trattamento farmacologico. È sveglio, sereno,
non ricorda nulla dopo l'intervento sebbene sia stato collaborante,
non è stato intubato, respira autonomamente e lascia la clinica in
tempi rapidi, senza degenza. È una novità che non esito a definire
strepitosa. L'unico lato negativo, se così si può dire, è talvolta la
loquacità del paziente!

APM   Torniamo all'otoplastica. Quali sono le possibili complicanze di
questa operazione?

GS   La complicanza più frequente, che è una certezza da considerare, è
la recidiva. Tutto ciò che è cartilagine ha memoria e tende dunque a
tornare sulle proprie posizioni dopo la correzione. Anche se è buona
norma, dopo l'intervento, portare una fascia elastica sulle orecchie
per un paio di settimane, in capo a due o tre mesi le orecchie potrebbero tornare ad assumere la forma originaria. Proprio per questo mo-

26

tivo si consiglia di fare l'otoplastica da piccoli, per la morbidezza della cartilagine e per colpirla prima che prenda una piega sbagliata. Farla da piccoli, entro i 4-5 anni, offre una serie di vantaggi. Innanzi tutto i bambini non ricorderanno l'intervento e poi sarà loro evitata, in presenza di un difetto significativo, la possibilità di crescere con complessi determinati proprio da impietosi confronti con i coetanei a scuola, dove si scatenano dinamiche davvero feroci. Inoltre ci sarano meno possibilità di una recidiva e sarà più semplice far portare loro una fascia in testa. Gli adulti, che chiedono sempre tipologie di interventi ove la fascia non si debba portare, interventi comunque gravati da una discreta casistica di insuccessi, tendono a tenerla il minimo indispensabile e poi se ne disfano.

APM **Perché non si interviene tempestivamente secondo lei?**

GS Non lo so con certezza. Mi chiedo spesso perché i genitori non intervengano, non solo nei confronti di questo problema, che è evidente, ma anche ad esempio rispetto all'acne. Vedo bambini con volti rovinati e mi chiedo che senso abbia non provvedere. Forse non considerano con attenzione le ricadute psicologiche del problema. O forse vedono il ricorso alla chirurgia estetica solo come un vezzo, un capriccio per essere più belli, dimenticando che va considerata, in molti casi, come una cura. Se invece l'adolescenza fosse vissuta senza problemi specifici, da grandi ci si sentirebbe indubbiamente più belli e più sicuri. E per problemi non intendo un seno piccolo o labbra sottili, ma difetti reali. Spesso il problema, dunque, si presenta al contrario: si è incapaci di distinguere i problemi veri dai desideri di bellezza più futili.

2.3 L'acne

APM **Parliamone dunque: esiste una soluzione alle cicatrici da acne?**

GS L'acne è un disturbo di tipo dermatologico rispetto al quale al chirurgo plastico compete, per l'appunto, il trattamento delle cicatrici residue. Per affrontare il problema occorre che l'acne sia sopita, dunque in fase quiescente, insomma debellata. I trattamenti che mettiamo in campo sono, generalmente, molto efficaci. Chiariamo subito che la chirurgia estetica non funziona come l'antibiotico con la bronchite, che fa passare la febbre senza lasciare tracce evidenti, anche se i bronchi serbano per la vita piccole tracce del male. La chirurgia estetica può migliorare, anche se non cura. La laserterapia o il *needling*, un bio-rimodellamento meccanico, danno risultati notevolissimi, anche se a volte non garantiscono l'assoluta levigatezza del viso. Diciamo pure che la pelle reagisce tanto meglio quanto peggio viene trattata. Un esempio paradossale è quello dello schiaffo: se è dato in maniera violenta lascia una traccia provocata dalla vasodilatazione, e dunque dalla stimolazione delle fibre di collagene. Certo non possiamo prendere un soggetto giovane e metterlo sotto il laser o l'acido tricloroacetico e spellarlo vivo: otterremmo cicatrici ancora peggiori. Ripetendo però il trattamento più volte, "frazionandolo" in maniera variabile, si possono ottenere miglioramenti del 70-80 per cento.

2.4   Le cicatrici

APM   È possibile invece "trattare" chirurgicamente una cicatrice fino a farla scomparire?

GS   Nella chirurgia ricostruttiva vi sono una serie di interventi chirurgici che servono ad allentare la tensione che dà la cicatrice. Qualsiasi tessuto sottoposto a lesione presenta quella che si definisce retrazione cicatriziale. Le fibre si uniscono, si stirano e si ha la fase di retrazione; la cicatrice, praticamente, tira. Noi, con plastiche particolari, affrontiamo il problema. Con la plastica a Zeta, ad esempio, detendiamo la cicatrice, che diventa così meno visibile. Va ricordato che tra l'insorgenza della cicatrice e la cura devono passare non meno di sei mesi, per consentire al tessuto di affrontare quella che viene definita la fase di stabilizzazione.

APM   Immagino che ciascun soggetto offra risposte diverse a questo tipo di trattamenti.

GS   C'è innanzi tutto una diversità nelle cicatrici. L'acne è una cicatrice spontanea. È iatrogena, invece, quella successiva a un parto cesareo o a un intervento. In questo secondo caso è fondamentale il tipo di incisione che si pratica. Il corpo è attraversato da una serie di linee virtuali, le linee di Langer, che ci dicono quali sono le forze di tensione. L'incisione giusta è quella che le segue per assecondare la tensione e non creare "spinte" in direzioni diverse. Poi c'è il discorso della sutura: qui un 50 per cento dipende dal medico, il resto dal paziente. Alcuni soggetti tendono a formare i cheloidi, cicatrici ipertrofiche. La razza scura, ad esempio, cicatrizza sempre male e in genere forma i cheloidi. La cicatrice va, a fronte di queste premesse, curata per i sei mesi successivi alla sua formazione. E poi trattata.

APM   Come va curata, esiste un protocollo?

GS   Esistono molti modi di curare e proteggere una cicatrice, di accompagnarla in maniera ottimale durante i sei mesi di guarigione. Andrebbe, ad esempio, preservata dal sole. Ma questo è un consiglio, dato da tutti i medici, che non viene mai messo in pratica dai pazienti che non solo si espongono ricercando l'abbronzatura a tutti i costi, ma lo fanno anche senza alcuna protezione specifica sulla parte interessata. Poi ci sono consigli di tipo cosmetico. Ma, anche qui, noto una generalizzata mancanza di attenzione di fondo da parte dei pazienti. Lo riscontro, spessissimo, quando arrivano in studio da me donne e uomini che non hanno fatto un buon lavoro di manutenzione e poi chiedono i miracoli alla chirurgia per cancellare il segno di una ferita.

2.5   Lipoaspirazione e cellulite

APM   Passiamo alla cellulite. A che età si incomincia, generalmente, a richiedere un intervento di lipoaspirazione?

GS La cellulite si tratta molto presto, proprio come il naso. Arrivano in studio pazienti di solo 18 anni che hanno provato trattamenti diversi come creme e trattamenti appresi dalla stampa, mesoterapia, lipolisi, massaggi di tutti i tipi, macchinari avveniristici che promettono miracoli e che, durante questo loro peregrinare, hanno maturato il desiderio di affrontare il problema in maniera più radicale e risolutiva. Nel mio studio di Napoli i casi sono frequentissimi. Del resto, al Sud esiste ancora un gran numero di donne con cuscinetti evidenti, che si manifestano precocemente. Molte delle ragazze che decidono di ricorrere all'intervento sono quelle che hanno davanti l'immagine di mamme afflitte dallo stesso difetto. E che puntano a risolvere il problema tempestivamente e senza esitazioni, per non trascinarsi stancamente avanti.

APM **E in cosa consiste l'intervento?**

GS È indispensabile fare una premessa. La lipoaspirazione resta l'intervento più richiesto in Italia, in un anno se ne praticano sessantamila. Per capire la portata del fenomeno basta dire che si fanno più lipo che colecistectomie. La lipoaspirazione si esegue oggi in ambiente clinicizzato, con la presenza di un anestesista e di una equipe chirurgica. È un'operazione molto minimizzata, un intervento che si definisce facile e che si tende a eseguire in tutti i posti possibili e immaginabili. Ma resta la sala operatoria l'ambiente giusto per affrontare questo e altri interventi che molto spesso si eseguono e si richiedono con troppa superficialità. Dunque la lipo si esegue dopo la somministrazione di un'anestesia locale, che si deve dosare in base a norme molto precise, secondo la formula di Klein, perché un eccesso può condurre a complicanze oppure far soffrire il paziente. Si procede quindi introducendo una cannula nel sottocute e aspirando. È indispensabile procedere con cautela, l'aspirazione deve essere infatti molto omogenea, regolare, per non creare avvallamenti, pieghe o depressioni che è difficile sanare. L'operazione dura complessivamente un'oretta, cui fa seguito una seconda fase di elastocompressione, realizzata attraverso uno o due paia di calze elastiche, che consentono di modellare la parte ed evitare il più possibile l'insorgenza di ematomi, che comunque vanno messi in conto. Infine, occorre seguire una mirata e rigorosa terapia farmacologica, spesso basata sull'uso di anticoagulanti, al fine di evitare anche il più remoto rischio di trombosi ed emboli.

APM **C'è una stagione dell'anno più giusta di altre per affrontare questo intervento?**

GS Sicuramente è meglio farlo quando la temperatura non è caldissima. Nulla vieta però di farlo anche a giugno, del resto in prossimità di possibili vacanze estive al mare si scatenano le esigenze di avere un corpo perfetto ed esiste la tendenza a fare le cose all'ultimo momento. Va ricordato che, normalmente, dopo 15 giorni dall'intervento si può passare a indossare le calze solo di notte. E dopo un mese ci si può liberare completamente di esse.

31

APM **Un intervento fatto da giovanissime prevede un "richiamo" a distanza di anni?**

GS La lipoaspirazione riconosce una teoria: l'unicità del lobulo adiposo. Nasciamo con un patrimonio predeterminato di lobuli adiposi e se, in teoria, ne porto via un milione questo non si riformerà più. Certo, gli altri dieci milioni possono ingrossarsi, ma l'intervento ha la caratteristica di essere una tantum.

APM **La lipoaspirazione può essere effettuata anche solo alle ginocchia?**

GS Sicuramente sì. Le ginocchia, come d'altra parte il sottomento, le braccia o altre regioni del corpo, possono essere trattate da sole. Si procede come per la lipoaspirazione tradizionale, effettuando minuscole incisioni o una sola incisione. I risultati sono davvero notevoli, a fronte di un problema sostanziale. Chi ne ha necessità, infatti, all'apparenza presenta ginocchia valghe. Ma dopo l'intervento le gambe diventano dritte. La linea è ridefinita e si ha non solo un aspetto più snello, ma più armonioso. Quindi si può intervenire anche solo sui polpacci.

APM È possibile dunque ridefinire polpacci e caviglie?

GS Si tratta di due interventi diversi. Ma con punti in comune. Il grasso ai polpacci, come alle caviglie, non è mai abbondante. Sta dunque alla bravura e all'esperienza del chirurgo lavorare di cesello. Si elimina quel poco grasso in eccesso aspirandolo, riducendo così il volume, quasi ridisegnandone la forma. Molte ragazze giovani chiedono questo tipo di operazione per eliminare la cosiddetta "gamba a tavoletta" sulla quale si può intervenire senza problemi. Anzi, un terzo delle lipoaspirazioni riguardano ginocchia e caviglie. Ma c'è anche chi chiede un aumento dei polpacci.

APM Si tratta di uomini?

GS L'aumento del polpaccio, nato e tuttora praticato per i soggetti affetti da poliomelite, malattia questa fortunatamente debellata, o anche per gli esiti di traumi, è effettivamente un'esigenza molto maschile, ma viene richiesto anche da alcune donne per dare forma, per esempio, a una gamba ossuta e sottilissima.

APM Come si procede?

GS Si effettua una piccola incisione, sempre in anestesia locale, attraverso la quale si inseriscono delle protesi di volume diverso. Ne esistono anche su misura.

APM A che età chiedono questo intervento e, inoltre, non sarebbe meglio lavorare in palestra per aumentare questi volumi?

GS In alcuni casi ci sono formazioni fisiche particolari che presentano gambe sottilissime, che quasi scompaiono sotto busti particolarmente importanti e formati. In questi casi la palestra, la corsa e l'allenamento potrebbero non bastare. Certo, quando ci troviamo davanti ragazzine e ragazzini dobbiamo capire se manifestano un sano bisogno di benessere o se si cela dell'altro. Anche in questi casi, comunque, trattiamo pazienti oltre i 18 anni. Per tutti, ritengo, esiste un problema che definirei di eccessiva informazione. Troppi programmi televisivi ruotano intorno alla chirurgia estetica e finisce che una materia così specifica venga gestita come una qualsiasi ricetta di cucina. In questo caso, più che mai, occorre la mediazione del medico, che deve spiegare rischi, controindicazioni e individuare i casi in cui la richiesta di aiuto va ben oltre un intervento.

CAPITOLO 3 IN CARRIERA, DAI 30 AI 40

Donne in carriera, con l'ansia di apparire ragazzine, alla ricerca dell'immagine giusta per essere credibili, ma sempre giovanili. Donne alle prese con la maternità, il matrimonio, radicali trasformazioni esistenziali. Signore che fanno i conti con le prime rughe, con un aspetto meno tonico, con specchi che evidenziano difetti che sembrano giganteschi. E che così chiedono alla chirurgia un aiuto per mettere su linee, più o meno parallele, l'età che sentono di avere e quella che effettivamente dimostrano. Insomma un gioco di equilibri.

APM **Professore, le donne che si rivolgono al chirurgo estetico in questa fase della propria vita si aspettano più riscontri nella vita privata o nel mondo del lavoro?**

GS Chi va dal chirurgo estetico lo fa per se stessa. Quelle che si aspettano riscontri, nel lavoro o nella vita privata, appartengono ormai a una percentuale davvero minima. C'è giusto la modella, o chi per lavoro usa il fisico, che ha un certo tipo di obiettivo. È oramai fuori tempo, poi, l'idea di mettersi in competizione con donne più belle, o magari di riconquistare il marito, attraverso un intervento di chirurgia estetica. A me è capitato, molti anni fa, che una paziente richiedesse un rimodellamento del seno perché il marito aveva da sempre espresso pareri poco lusinghieri sulla forma delle sue mammelle. Le spiegai con chiarezza che non era certo questa la motivazione migliore per affrontare un intervento. Occorre essere convinti personalmente e non agire sulla spinta di giudizi altrui. Magari al marito erano altre le cose che non

La chirurgia estetica. Giuseppe Sito, Anna Paola Merone © Springer-Verlag Italia 2012

andavano a genio nel loro rapporto di coppia e aveva focalizzato sul seno un disagio più ampio. L'intervento quindi non avrebbe riportato in asse l'armonia del matrimonio. Come abbiamo già detto, l'intervento si affronta per un'esigenza propria che va ben ponderata con il sostegno del medico. E non per compiacere altri. Si tratta di un passo molto impegnativo.

APM   La signora si è poi sottoposta all'intervento?

GS   Non subito. Dopo un paio d'anni tornò da me. Mi raccontò che si era lasciata con il marito, il quale aveva da tempo una relazione extraconiugale con un'altra donna, non certo bellissima o perfetta. La signora aveva compreso che si trattava di una relazione alla quale lui non era certo arrivato per le imperfezioni fisiche della legittima consorte.

APM   E dunque?

GS   È tornata e ha voluto riprendere in mano la sua vita. Ha programmato una serie di ritocchi e, alla fine, ha fatto anche il seno, che effettivamente andava rimodellato. Ma lo ha fatto per se stessa. E per nessun altro. Una storia che spiega bene come noi medici, forse con più accuratezza rispetto al passato, interroghiamo molto le pazienti che si rivolgono a noi. Cerchiamo di andare a fondo nella visita preliminare per capire motivazioni, aspettative e per comprendere, anche in questa fase della vita, se ci si trova di fronte un caso di dismorfofobia. Questo disturbo mentale – che porta a preoccuparsi per un difetto nell'aspetto fisico, in alcuni casi del tutto immaginario, in altri magari presente ma non grave come viene rappresentato e percepito dalla paziente – non è una prerogativa solo dei vent'anni.

APM   Anche in questo caso ci troviamo di fronte a una patologia mentale.

GS   Sì, a una paura che nasce da una visione distorta del proprio aspetto fisico. Sebbene adulte, ben oltre la fase post adolescenziale, si ha un'immagine di se stesse non reale, si vedono difetti che non ci sono. Volendo fare un esempio che i media rimandano spesso, si potrebbero paragonare alle ragazze che soffrono di anoressia. Giovani donne che, pur essendo vistosamente sottopeso si definiscono invece grasse e che continuano dunque a non mangiare e a dimagrire. Difetti cosiddetti immaginari che, anche per le donne adulte, investono ogni parte del corpo, senza distinzione.

3.1   Il mento

APM   **Nei manuali di chirurgia estetica il mento e il naso vengono spesso messi in relazione. Ma il mento viene generalmente trattato in una fase diversa della propria vita. Perché?**

GS   Normalmente il paziente ha una percezione del proprio naso, nel senso che non lo considera un elemento esteticamente gradevole, molto presto. Ma difficilmente lo mette in relazione al mento. Invece spesso è una forma del mento non adeguata al naso che restituisce un'immagine poco armonica del viso. I più giovani non riescono mai a considerare un eventuale difetto del proprio viso valutando il mento. Il naso è più evidente, il colpevole per eccellenza direi. In tanti iniziano a guardare con attenzione il mento più avanti negli anni, decidendo di chiedere una correzione al chirurgo. Ma è una minoranza, perché sono ancora tanti quelli che solo con l'aiuto di un esperto riescono a considerare questo elemento del viso come cruciale in una visione generale. Si può accorciare il naso, ma anche portare in avanti il mento per avere un'armonia del profilo. Capita che correggere l'andamento di un naso sia quasi ininfluente, se non si considera la curva del mento, che può essere sporgente, sfuggente o comunque poco armonico con il resto.

APM   **C'è un sistema per valutare il proprio mento?**

GS È possibile capire che ci troviamo davanti a un mento ipoplasico, generalmente detto sfuggente, se la linea che va dalla punta del naso al punto più alto del labbro superiore non arriva al mento. Ovviamente questo parametro vale se non ci troviamo di fronte a un naso lunghissimo. Al contrario, se il mento è sporgente la linea dal naso alla bocca non procederà dritta, ma verso l'esterno.

APM **In cosa consiste l'intervento?**

GS Nel caso di mento ipoplastico, l'intervento consiste in una piccola incisione al di sotto del viso, in un'area non visibile, valutando la distanza di conversazione.

APM **Cos'è la distanza di conversazione?**

GS L'impostazione di molti dei nostri interventi viene valutata sulla distanza di conversazione. È la distanza tra due conversatori, il parametro in base al quale le cicatrici non si vedono. Poi, certo, magari se si è distesi a prendere il sole ci può essere una maggiore visibilità del taglio.

APM **Torniamo all'operazione.**

GS Attraverso l'incisione si inserisce una protesi, di varia foggia, che va a riempire la porzione anteriore del mento o a rendere il mento più squadrato, più maschile, procedendo verso la linea mandibolare.

APM **E se si deve effettuare una riduzione?**

GS Se si deve ridurre la protuberanza mentoniera, intervento questo di squisita competenza maxillo-facciale, si entra dalla bocca e si procede con una sega pneumatica, che ha il pregio di fare un taglio netto e poco traumatico. Il decorso postoperatorio in entrambi i casi è di circa una settimana. Ma c'è un terzo caso. Spesso, in presenza di un mento sporgente, non siamo di fronte a un semplice problema di protuberanza, ma di una mandibola troppo lunga che porta in avanti tutta l'arcata dentale. Qui la questione investe ancor di più la chirurgia maxillo-facciale, poiché si porta via un pezzo di mandibola. Si tratta di un intervento complesso, che ha un decorso molto lungo. Il paziente resta senza mangiare per 30-40 giorni. Si nutre con cannucce e generalmente dimagrisce tantissimo. In questi casi siamo di fronte non solo a un problema estetico, ma anche ad altre difficoltà, spesso funzionali, come una malocclusione, da affrontare come un vero e proprio intervento ricostruttivo.

3.2 Gli zigomi

APM **Ci sono molte richieste per gli zigomi?**

GS Qui va fatta una considerazione. Un tempo questa era una materia che andava affrontata solo chirurgicamente, oggi è molto praticata dalla medicina estetica, che consente di richiedere volumi che poi potranno essere riassorbiti nel tempo. Alla luce di questa premessa, se il paziente vuole scegliere la strada della chirurgia è in genere molto determinato e, di solito, mira ad associare questo intervento a un lifting complessivo del volto e del collo.

APM **Come si procede?**

GS Si procede per via odontoiatrica. Le protesi si inseriscono attraverso un'incisione al di sopra della gengiva e si sale con appositi strumenti spostando i tessuti. Le protesi che si inseriscono possono essere di forme e grandezze diverse. Ce ne sono di tre misure – piccola, media e grande – e c'è poi una protesi con conformazione a conchiglia, con una coda che va verso l'alto e che proietta l'immagine verso l'orecchio. Il posizionamento delle protesi avviene in anestesia locale ed è totalmente indolore, anche se dopo l'intervento vi può essere un fastidioso gonfiore della guancia, un po' come capita per un ascesso dentale che può durare anche venti, trenta giorni. È un intervento press-soché definitivo, per il quale bisogna avere una grande motivazione, anche perché bisogna considerare che per il mese successivo all'operazione si avrà il viso gonfio, quindi con un decorso lungo che ha un impatto sulla propria socialità.

APM **Quali sono le motivazioni più forti?**

GS Ci sono casi di faccia piatta, una vera e propria sindrome, oppure problemi che si sono verificati dopo eventi traumatici, ad esempio un indicente d'auto. Inoltre c'è la senescenza. Lo zigomo è formato da osso e tessuto adiposo, che in quella regione prende il nome di bolla adiposa di Bichat. Le due formazioni, nel corso del tempo, sfumano verso il basso e, comunque, si consumano. In particolare, la menopausa nella donna comporta un delicato, ma costante e progressivo riassorbimento osseo. In pratica lo zigomo va via. Anche nell'uomo succede, ma in misura minore. E così lo zigomo, uno dei caratteri distintivi della razza, scompare. Oggi come oggi, piace molto averlo evidente, sia perché tanto enfatizzato da personaggi della moda o dello spettacolo, ma anche perché lo zigomo prominente dona intensità allo sguardo ed è un indiscutibile tratto distintivo di giovinezza. Così, quando si è molto determinati e disposti ad accettare l'intervento e le sue conseguenze, si procede senza indugi.

3.3 La blefaroplastica

APM **Professore, a trent'anni lo sguardo è già da ritoccare?**

GS Si incomincia a considerare questa eventualità verso la fine dei 30 anni. La blefaroplastica è un intervento che è generalmente richiesto, per la prima volta, a cavallo fra i 30 e i 40 anni. È un intervento che si esegue sempre in anestesia locale e che può essere scisso in blefaroplastica superiore, quando si tratta della palpebra superiore, o inferiore quando si opera l'inferiore. Normalmente vi sono due borse superiori, accompagnate da una vistosa eccedenza di pelle che simula una vera e propria tendina e che talvolta riduce il campo visivo verso l'alto, e tre inferiori che vengono completamente eliminate o riposizionate quando, ad esempio, si vuole modificare l'ombra data dalle occhiaie. Non necessariamente occorre perfezionare contemporaneamente la parte superiore e quella inferiore, è ragionevole operare solo dove vi è necessità, ma è molto frequente operare le due palpebre assieme. La scelta di quando affrontare questo intervento è sostanzialmente legata alla qualità della pelle e alle caratteristiche di ogni singola paziente. Ci sono volti che affrontano il passare del tempo con maggiore disinvoltura, con maggiore tenuta rispetto ad altri. E, in questi casi, grazie anche a una pelle meno segnata e appesantita, si può arrivare a una serie di operazioni con una tempistica diversa rispetto a chi ha una struttura più fragile, più sensibile.

APM **Jane Fonda ha dichiarato in una recente intervista di essersi affidata al chirurgo per eliminare le borse sotto gli occhi, ma senza toccare comunque le rughe. E ha concluso di essersi tuttavia pentita di aver fatto l'intervento.**

41

GS Ha anche detto che a un certo punto non riusciva più a vedersi con quelle terribili borse. Si sentiva, riflettendosi nelle vetrine in strada, uno straccio. Parlare a posteriori di pentimento, quando comunque il problema è risolto, mi pare poco realistico. Comunque, al di là delle valutazioni personali di ciascuno, c'è una tendenza da parte di una certa Hollywood a demonizzare la chirurgia plastica. Una moda che spinge tante, troppe donne a puntare il dito contro il dilagare del ricorso al bisturi. Credo che da condannare siano solo gli eccessi, da un lato e dall'altro. Non è giusto essere schiave dell'immagine e ricercare la perfezione a tutti i costi, ma nemmeno condannare la sana esigenza di voler migliorare il proprio aspetto. E fa sorridere il fatto che certe prediche vengano da pulpiti sui quali gli "aiutini" sono una prassi. Non è giusto far credere alle donne normali che si possa arrivare a 70 anni con il viso dei 50, senza alcun sostegno. Anche se Jane Fonda ha ragione a dire che una buona genetica, una sana alimentazione e il movimento fisico costante sono alleati preziosi per portare indietro il tempo, o anche per rallentarne gli effetti.

3.4 La cantopessi

APM In cosa consiste invece la cantopessi?

GS Anche qui siamo di fronte a un intervento che investe lo sguardo. La palpebra è sorretta da un paio di tendini, strutture duro-elastiche, che contengono l'occhio. Con la senescenza questi legamenti laterali, che si chiamano legamenti cantali, si indeboliscono e si allentano. La parte laterale dell'occhio cede verso il basso con una curva discendente e si rilassano anche altre strutture di sostegno, fra cui la cute e il muscolo orbicolare. Il danno che ne consegue è estetico, ma anche funzionale. Quando il cedimento non è di grado elevato si procede con un intervento di cantopessi, che prevede una piccola incisione al margine esterno dell'occhio attraverso la quale si tira verso l'alto il canto e si fissa al periostio, una membrana fibrosa che consente di avere un punto di appoggio stabile. Se si vuole occidentalizzare l'occhio, o se il cedimento è maggiore, si procede con la cantoplastica. In questo caso si taglia il tendine, lo si riporta verso l'alto e, anche qui, lo si ancora al periostio.

3.5 Le labbra

APM Fin qui abbiamo parlato di interventi per correggere difetti veri e propri o per migliorare la propria immagine. Ma c'è molto altro, ci sono richieste che passano per modelli di riferimento televisivi, voglia di seduzione, necessità di apparire perfetti secondo canoni di bellezza contemporanei, spesso poco realistici. Chi sono le donne che chiedono labbra nuove?

GS Molte, e qui torniamo ai difetti, sono quelle hanno una fessura al posto della bocca. E dunque si comprende la voglia di migliorare, già da giovani, quello che è vissuto come un vero e proprio problema estetico. Al di là di questo, ogni labbro è diverso da un altro e va considerato specificamente. Ormai con le terapie iniettive, con i filler comunemente usati, le labbra possono venire ricreate anche a chi ha, al posto della bocca, due strisce sottilissime. La richiesta da parte di ragazze che partono da una base non troppo problematica, ma comunque poco armonica, arriva generalmente intorno ai 23-24 anni. Le donne più adulte poi, ma anche gli uomini, chiedono labbra più turgide, più definite, ridisegnate, ma con un effetto naturale, per eliminare anche qualche primo segno dell'età.

APM   E i "canotti" che si vedono in giro?

GS   Sono frutto di spinte che arrivano da due lati opposti. Da un lato c'è la paziente che, probabilmente spinta da un'enorme insicurezza, tende a chiedere labbra omologate a qualche starlette e comunque una bocca grande, evidente, appariscente. Dall'altro ci sono anche medici, probabilmente non all'altezza del compito, che non sanno guidare chi si trovano di fronte verso una scelta veramente consapevole. Sempre che siano medici, perché spesso ci si affida a qualcuno senza neanche verificarne le credenziali. Le conseguenze sono terribili sul piano estetico, persino drammatiche. La bocca, occorre dirlo con onestà, è da qualche anno appannaggio della medicina estetica, che la tratta con filler di varia natura e raggiungendo risultati piuttosto soddisfacenti.

3.6   Il seno

APM   Anche il rimodellamento del seno è una richiesta che viene avanzata al chirurgo in tempi relativamente precoci. Se ci si opera prima della maternità si avranno problemi ad allattare?

GS   Il seno, che in verità bisognerebbe chiamare mammella essendo il seno lo spazio compreso tra le due mammelle, può essere rimodellato a qualsiasi età e l'intervento non compromette un'eventuale maternità. Va però fatta una distinzione a seconda del tipo di intervento. La mastoplastica riduttiva è richiesta intorno ai 18 anni da ragazzine che sviluppano molto presto seni enormi, e ciò viene considerata una vera e propria patologia. A seconda della tecnica, l'intervento può incidere sull'allattamento, mai sulla gravidanza. La mastoplastica additiva o il trattamento del seno tuberoso non dà invece problemi di alcun tipo. In età giovane, comunque, si richiede la mastoplastica additiva o riduttiva e certo non la mastopessi, perché il seno non è ancora caduto.

APM **Quali sono le richieste più frequenti?**

GS Una buona percentuale dei consulti che ci vengono richiesti da ragazze non ancora ventenni riguarda mammelle tuberose o casi di anisomastia, un'asimmetria mammaria. In pratica un seno si presenta del tutto diverso dall'altro. Poi c'è chi vuole aggiungere una taglia o due, ma questo tipo di esigenza generalmente si manifesta dopo i venti anni.

APM **Quanto dura un impianto?**

GS Almeno 10 anni. E occorre sottolineare, ancora una volta, che non esistono protesi "eterne", come talvolta asseriscono chirurghi poco dotti o avvezzi al marketing. Comunque, mai come in questo caso occorre rivolgersi a un medico di cui si ha assoluta fiducia, perché installare una protesi è relativamente facile, ma la gestione delle complicanze può essere molto difficile.

APM **Se si affronta una riduzione del seno ci sono controindicazioni più serie?**

GS Sul fronte della riduzione ci sono effettivamente complicanze più severe. La più temibile è quella della necrosi dell'areola o del capezzolo. Dovendo procedere a una riduzione cospicua, si possono ledere i vasi sanguigni che sostengono la vascolarizzazione di capezzolo e areola e la lesione dei vasi può portare alla morte, alla necrosi dunque, anche solo parziale della parte.

APM **E le possibili complicanze della mastoplastica additiva?**

GS La mastoplastica additiva non presenta generalmente particolari problemi. Ci sono certo alcune generiche complicanze di fronte alle quali ci si potrebbe trovare. È possibile che si formi un ematoma, che può essere svuotato nelle 48 ore successive all'intervento, e si può verificare un'asimmetria fra i due seni, ma questo in mani esperte non capita. La contrattura capsulare, cioè l'indurimento delle protesi mono o bilaterale, si verifica nel 3-4 per cento dei casi. Se si verifica questa evenienza, dopo 8-12 mesi si può procedere a una capsulotomia e a un'asportazione del materiale fibroso. Si può anche procedere all'espianto della protesi e al successivo reimpianto in un'altra posizione, o al cambiamento del tipo di protesi con altra di diversa costituzione, come ad esempio il poliuretano. Certo, ci sono dei presupposti dai quali partire per evitare inconvenienti. Uno su tutti: le protesi devono essere sempre di primissima qualità.

APM **Dove si collocano le protesi?**

GS Le protesi possono essere collocate in posizione retro ghiandolare, se c'è cioè sufficiente tessuto per coprirle; se la "stoffa" non è sufficiente, sotto il muscolo.

APM **Poi c'è la scelta della forma. Come si valuta quella giusta?**

GS È una valutazione che si fa in base alla forma del seno da trattare: tonda, a pera, a banana, oblunga. Se non ci troviamo di fronte a una forma tonda sarebbe meglio optare per la protesi anatomica, con il polo inferiore più pieno che degrada verso l'alto e dunque con il polo superiore più vuoto, ma in grado di riempire la parte superiore della mammella di solito più vuota. Sono le protesi più naturali, che possono essere adoperate con successo anche in chi ha una leggera ptosi che non superi un paio di centimetri, perché riempiendo molto il polo inferiore si ottiene un risultato ottico di innalzamento.

APM **Ci sono controindicazioni rispetto a una di queste opzioni?**

GS Le protesi anatomiche hanno un problema: vanno orientate. E il rischio di una rotazione può esserci spesso, anche se non spessissimo, in chi pratica attività fisiche particolari o per qualche movimento insolito.

APM **E in questo caso cosa si fa?**

GS Il chirurgo interviene con una manovra dall'esterno. È raro che si debba intervenire riaprendo. Occorre comunque dire che esistono delle cosiddette "protesi di prova", protesi del tutto simili a quelle che verranno poi impiantate, ma non sterili, che possono essere poste nel reggiseno così da dare alla paziente un'idea, la più precisa possibile, di quello che sarà poi una volta ultimato l'intervento. In pratica la paziente, con le protesi di prova di cui ogni chirurgo dovrebbe essere fornito, riesce con l'aiuto dello specchio e la guida del medico a focalizzare le sue preferenze relativamente alla forma e alla grandezza.

APM **E il costo?**

GS Anche qui è necessario fare un'attenta valutazione, con l'aiuto del medico e con la consapevolezza che sulle protesi non si dovrebbe puntare al risparmio.

APM **E allora parliamo della congruità dei prezzi. In giro si sentono cifre di tutti i tipi.**

GS   È molto semplice fare una prima valutazione. Partiamo da una cifra di riferimento: una coppia di protesi ha un prezzo medio di 700-1000 euro. Se dunque per l'intervento vengono richiesti 2500 euro ci sono solo due alternative: o il chirurgo lavora gratis o le protesi sono davvero scadenti. E questo è il primo parametro con il quale confrontarsi. Inoltre bisogna ricordare che la sterilità della sala operatoria costa, così come l'equipe chirurgica, l'anestesista e soprattutto costano i materiali che comunemente si adoperano durante l'intervento.

APM **Un costo troppo basso, dunque, deve far pensare non solo alla scarsa qualità delle protesi.**

GS   Innanzi tutto deve far riflettere sulla possibilità che si sia ricorsi all'utilizzo di materiali cinesi, provenienti dai paesi dell'Est o persino a materiali riutilizzati. Io so che vengono impiantate, da gente senza scrupoli e più spesso di quanto si creda, protesi di seconda mano. Non ci sono leggi specifiche in materia, ma è certo che ci sono medici che operano senza diligenza e che, pur di abbattere i costi, arrivano a eseguire gli interventi in appartamenti privati. Ma sono interventi eseguiti senza sufficiente assistenza, in condizioni non certo affidabili. In ogni intervento c'è un rischio imponderabile, ma è chiaro che in una struttura con tutte le carte in regola si argina con più margine di successo, una struttura che chiaramente ha un suo costo.

47

APM **E allora, ricapitolando, quando si pondera un intervento di mastoplastica additiva, da dove si parte per scegliere una protesi e non trovarsi in situazioni a rischio?**

GS   La marca delle protesi, tanto per affrontare l'argomento da un punto di vista immediatamente percepibile, di solito è scelta dal chirurgo, per una serie di fattori, soprattutto qualitativi. Sono molteplici gli elementi che il medico considera: innanzi tutto la sua abitudine a confrontarsi con alcuni prodotti, la struttura delle protesi stesse, il tipo di gel – oggi è ben più usato il gel coesivo – la loro conformazione, la cosiddetta testurizzazione e il prezzo. Perché esiste oggettivamente una differenza notevole di costo fra protesi e protesi. E qui, ovviamente, entra in gioco anche il paziente.

APM   **Che però di solito ne sa poco.**

GS   Certo, ma il medico di norma lo guida nella scelta dandogli tutte le indicazioni del caso. In Italia, dove è proibita la pubblicità delle protesi e l'opzione per un prodotto rispetto a un altro, la scelta nasce dal rapporto di fiducia con il chirurgo, oltre che, come abbiamo già detto, da preferenze estetiche espresse dal paziente stesso. Inoltre, va ricordato che oramai tutte le protesi di nuova generazione hanno all'interno un gel coesivo di silicone e non più il silicone liquido, che in caso di rottura colerebbe via. Il gel coesivo, una specie di densa panna cotta, in caso di rottura invece si divide in blocchi e non cola, dando così la possibilità di procedere a una raccolta immediata del materiale. Tuttavia voglio sottolineare che, ad oggi, non è stata accertata la nocività certa riferita al contatto con il silicone. Ma c'è un altro elemento che determina una diversità nel prezzo delle protesi: la testurizzazione della superficie che avvolge questo gel. Una volta le protesi mammarie erano tonde e avvolte da una membrana liscia che oggi è invece rugosa, o meglio microporosa, in termini tecnici testurizzata, costellata cioè da piccoli pori. Una caratteristica che riduce sensibilmente il rischio di contrattura capsulare. La scelta di protesi più o meno costose dipende, tra l'altro, dalla testurizzazione più o meno fine della superficie della membrana, oltre che da una forma più o meno adattabile alle specifiche misure di un torace femminile. Dunque, tornando al punto di partenza, il chirurgo individua questi parametri e ne parla alla paziente, nei confronti della quale un medico serio si pone con assoluta trasparenza, al punto che le protesi vengono di norma fatturate a parte e corredate da una scheda tecnica che ne indica le caratteristiche e ne certifica la provenienza.

APM   Una piccola precisazione sui costi: negli interventi dove non c'è impiego di materiali, l'altalena dei prezzi è altrettanto instabile?

GS   Sostanzialmente sì. Laddove non ci sono materiali, esistono cifre di mercato riferite innanzi tutto alle città. Lo stesso intervento a Torino costa più che a Napoli. Un intervento da un medico aggiornato, poi, costa di più, che si tratti di blefaroplastica o di lipoaspirazione.

APM   Partendo dal presupposto che i pazienti non sono addetti ai lavori, come fare a scegliere il medico? Da quali criteri ci si deve far guidare?

GS   Il professionista cui ci si rivolge deve essere innanzi tutto laureato in medicina. Questo non deve apparire come un paradosso, dal momento che tanti pazienti fanno riferimento a estetiste o a gente che si inventa un mestiere dal nulla. In alcuni paesi, come in Gran Bretagna, il personale infermieristico può effettuare l'impianto di filler o botulino, ma segue corsi di formazione molto rigorosi e continui stage di aggiornamento. Occorre anche ricordare che per un medico non è un'offesa mostrare i propri titoli accademici. Se ha le carte in regola, non esiterà a presentarle al paziente o alla paziente che ne fa richiesta. Comunque, il sito delle Federazione Nazionale dell'Ordine dei Medici offre un elenco di facile consultazione. Esistono inoltre società che raggruppano chirurghi estetici o plastici, dato che la legge italiana prevede l'obbligo di specializzazione solo per due categorie: anestesisti e radiologi. Insomma, tanti fanno i chirurghi estetici, venendo da percorsi diversi e non essendo né specializzati, né specialisti e tantomeno specialisti in almeno una branca chirurgica. Va inoltre considerato che il corso di studi di specializzazione in chirurgia ricostruttiva prevede pochissima chirurgia estetica. Sono materia di studio, per esempio, i casi legati a effettivi problemi di salute, la ragazzina con le mammelle gigantesche che si incurva e rischia una cifosi invalidante oppure chi ha il labbro leporino, ma alla chirurgia estetica vera e propria, durante gli anni di specializzazione, sono dedicate non più di dieci ore.

APM   E torniamo così al punto di partenza. A chi rivolgersi?

GS   Un chirurgo estetico affidabile è quello che ha avuto molteplici esperienze lavorative e che può mostrare di aver seguito dei seri corsi di aggiornamento; è utile, infatti, sapere quanto sia importante essere aggiornati in un settore, come questo, in continua evoluzione. Un esempio per tutti sono proprio le protesi mammarie. Chirurghi poco aggiornati, o legati al basso costo delle protesi lisce e non invece testurizzate, fanno ancora uso di impianti di vecchia generazione, andando incontro a una serie di rischi che potrebbero essere evitati molto facilmente.

CAPITOLO 4 SULLA CRESTA DELL'ONDA, DAI 40 AI 50

Dopo i quarant'anni si apre una fase delicata per le donne. La gara contro il passare del tempo è apertissima e fare i conti con se stesse, con le proprie potenzialità, i propri desideri, le proprie aspettative è praticamente un obbligo. Diventa indispensabile capire, in questo momento, come si può sfidare l'età. E farlo nel modo giusto, senza eccessi, è la vera sfida da vincere.

APM **Professore, quali sono i sogni segreti delle quarantenni, sul fronte dell'estetica?**

GS Ritrovare le forme dei trent'anni. E rimediare ai segni lasciati dalle gravidanze. Dunque un seno nuovo, una addominoplastica per ridurre la curva del ventre e ridargli tonicità, la lipoaspirazione per ridisegnare la linea dei fianchi e, per pochissime italiane, un lifting.

4.1 Il collo

APM **Il collo è una zona delicata e vulnerabile. Come si possono ridurre i segni dell'età su una zona del corpo che è evidentissima, quasi quanto il viso?**

GS Sostanzialmente con un lifting. Il collo può essere associato al viso, ma può anche essere trattato isolatamente. È inutile girarci intorno: stiamo parlando di una regione difficile per una serie di motivi di carattere anatomico. La struttura istologica del collo è diversa, infatti, da quella del viso. Tanto per essere chiari e poco tecnici: sul viso cre-

La chirurgia estetica. Giuseppe Sito, Anna Paola Merone © Springer-Verlag Italia 2012

sce la barba, sul collo no. Ed è la linea mandibolare l'elemento di transizione, di divisione fra il collo e il volto. Sotto la mandibola si scatenano una serie di fattori che determinano processi di invecchiamento peculiari. Il collo si muove molto, ha sollecitazioni forti e un tipo di pelle in cui il numero delle unità pilo sebacee è ridotto, al contrario del viso che ha peraltro solo movimenti di mimica. Di conseguenza, il collo ha certo una forte resistenza, ma quando viene meno il collagene e l'elasticità va incontro a fenomeni di invecchiamento evidenti che possono essere variabili da soggetto a soggetto. C'è lo scivolamento dall'orecchio verso il centro, c'è la cosiddetta collana di Venere, ci sono i bargigli di tacchino. C'è poi chi vede separarsi il collo al centro e affiorare due cordoni. È il platisma, il muscolo che avvolge il collo, che cede per senescenza e si divide nelle cosiddette bande platismatiche. Non siamo di fronte a una semplice depressione, ma è il muscolo che si separa. Si tratta, comunque, di casi molto soggettivi, e ciascuno va incontro a processi di invecchiamento diversi.

APM   Come si interviene?

GS   Intervenire sul collo prevede un'azione abbastanza aggressiva, ma di grande soddisfazione. Il successo è garantito e, inizialmente, si ha un miglioramento del cento per cento. Ma attenzione, l'effetto decresce perché il collo è molto sollecitato, si muove in continuazione. In pratica, il viso si tira e si confida che il tiraggio resti, mentre al collo si deve lasciare una certa lassità. Il risultato è comunque di piena soddisfazione e guardarsi allo specchio e ritrovare la forma dei trent'anni piace tanto a chi affronta questo percorso. Il tutto senza grandi effetti collaterali e con un decorso postoperatorio che in una settimana si esaurisce.

APM   L'anestesia, anche qui, è locale e abbinata alla sedazione?

GS   Sì. L'intervento si esegue ovviamente in sala operatoria, in anestesia locale con la sedazione di cui abbiamo già parlato. In un'ora circa si porta a termine. Si procede dal canale auricolare, dalla parte posteriore a quella anteriore dell'orecchio, con una linea continua che nell'arco di pochi mesi scompare del tutto. Si effettua in pratica un'incisione attraverso la quale si entra con una serie di strumenti. Si scolla quindi il tessuto superficiale da quello profondo, si isola il platisma che si fissa alla mastoide e si porta via la pelle in eccesso, completando con attente suture. Se c'è la separazione del platisma l'incisione si fa sotto il mento, in una zona non visibile. Con l'ausilio di divaricatori e una luce fredda messa all'interno suturiamo le bande ottenendo uniformità, ripristinando così la naturale convessità del collo. Si mette quindi un cerotto elastico autoadesivo e, dopo otto giorni, si tolgono i punti.

4.2   Il lifting del viso

APM   **Qual è l'identikit delle donne che richiedono di essere sottoposte a un lifting?**

GS   Si tratta di signore in media quarantacinquenni che valutano, con grande intelligenza, la necessità di sottoporsi a un intervento nei tempi giusti. Un intervento che resta tuttavia richiesto da una minoranza di pazienti.

APM   **Dunque donne relativamente giovani. Dovranno poi ripetere l'intervento a distanza di qualche anno?**

GS   Nella misura giusta, il lifting va fatto due o anche tre volte nella vita, per mantenere quella che può essere definita un'età ottimale. D'altra parte, qualsiasi donna usa la crema tutti i giorni, fa la manicure, si tinge i capelli e va dal parrucchiere per garantirsi una bella immagine. Per essere in ordine, giovanile, seducente. Un passo importante come la chirurgia plastica non può essere considerato come un episodio singolo, un fatto estemporaneo, ma occorre prevedere richiami e attenzioni continue. Anche il naso, che si fa una volta sola nella vita, se ha una forma con la punta all'insù prevede anche una manutenzione.

APM **Ma tre interventi non danno un'aria troppo "tirata"?**

GS Il lifting sano, quello fatto bene da medici che conoscono il proprio mestiere, non tira le labbra, deformandone gli angoli, né trasforma gli occhi in quelli di un'orientale. Se le labbra sono tirate in un ghigno è perché la paziente dice al medico di tendere la pelle più che può, magari proprio perché vuole fare il lifting una volta sola e ottenere quello che per lei è il massimo del risultato. La stessa considerazione vale per gli occhi. Ma tutti gli eccessi in chirurgia sono da evitare, se no il rimedio è peggio del male. E in giro ci sono esempi lampanti di queste esagerazioni.

APM **Cosa comporta un lifting?**

GS Chi si sottopone a un lifting deve prevedere un giusto periodo di allontanamento dalla propria socialità e preventivare anche la presenza di lunghe cicatrici che vengono sì nascoste, ma che tuttavia esistono. Insomma il lifting, a differenza di altre operazioni, resta un intervento che richiede un impegno a tutto tondo: da quello economico a quello funzionale, fino all'assenza dal lavoro, perché è necessario un periodo di riposo di almeno dieci giorni. Per i primi due giorni si resta bendate, poi va affrontato il gonfiore e dopo dieci giorni si può andare dal parrucchiere. L'edema del volto dura anche un mesetto, poi tende a scomparire e finalmente si incomincia a essere presentabili.

4.3 Il lipofilling

APM **Si parla sempre più spesso di lipofilling. In cosa consiste?**

GS Questa metodica è stata introdotta alla fine degli anni Ottanta. All'epoca, non si poneva alcuna attenzione al grasso aspirato nel corso degli interventi di lipoaspirazione, che perciò si buttava via. In seguito Giorgio Fischer in Italia e Pierre Fournier in Francia avviarono una serie di studi basati proprio sull'ipotesi di utilizzare il grasso asportato. Una tecnica che in realtà era già stata applicata con successo nell'Ottocento, quando si utilizzava l'omento del ventre, una sorta di grembiule ricoprente i visceri e riccamente vascolarizzato, per riparare ferite devastanti. Negli anni Ottanta, la tecnica di Fournier incominciò a imporsi con successo. Egli manipolava con gran facilità, e forse faciloneria, il grasso aspirato al punto da ipotizzarne il congelamento e il successivo riutilizzo, che però presentava un problema: la resa non prevedibile dell'impianto, a volte duratura e altre volte con risultati effimeri. Inoltre la sostanza, non perfettamente simile ai tessuti in cui veniva posizionata, presentava una serie di imperfezioni. Così, alla fine degli anni Novanta Sidney Coleman, un chirurgo plastico americano, mise a punto una tecnica di estrazione e centrifugazione che ormai tutti adoperano. In sostanza perfezionò il lipofilling che è in pratica un prelievo autologo, una piccola lipoaspirazione eseguita con una siringa per ottenere un grasso meno danneggiato e più vitale. Il grasso viene trasferito in provette che vengono centrifugate così da eliminare il sangue e isolare il grasso che viene successivamente reiniettato. È una tecnica che permette di prelevare cellule adipose vitali dal soggetto che deve sottoporsi all'intervento e reimpiantarle nella zona da trattare, andando a riempire aree che risultano svuotate. Questa tecnica ha un sostanziale vantaggio: elimina il rischio di allergie e riduce al minimo il rigetto che invece può verificarsi, seppur raramente, qualora il riempimento sia effettuato con materiali sintetici.

APM Quali zone possono essere trattate?

GS Gli zigomi, le labbra, le rughe nasogeniene, persino le mani che possono essere preparate con un peeling e riempite poi con i filler. In pratica, ogni area che necessiti di un riempimento fisiologico e naturale.

APM Quali sono i vantaggi e quali gli svantaggi di questa tecnica?

GS È una sostanza umana, autologa quindi, che resta visibile, a differenza dei filler che danno risultati più definiti e precisi. Gli zigomi avranno sempre una forma evidente, un po' alla Cip e Ciop, e le labbra tenderanno all'effetto canotto. Il grasso è un elemento robusto che dà buoni risultati nel trattamento di ringiovanimento delle mani, ma che tende a diventare fibroso e che, se impiantato nel seno, potrebbe sembrare agli occhi di un radiologo poco esperto un carcinoma. Certo, come abbiamo detto, non c'è alcun rischio di allergie ed è una soluzione straordinaria per le donne che hanno avuto un cancro mammario, sono state irradiate e non possono dunque subire interventi d'innesto di protesi, perché la cute è diventata delicata, povera in collagene ed elastina e la ferita potrebbe aprirsi. L'innesto di grasso non presenta controindicazioni ed è una tecnica sicura e poco invasiva. Inoltre, nel grasso sovrapubico ci sono molte cellule staminali che prendono le caratteristiche del tessuto dove vengono impiantate e dunque il trattamento di ferite o cicatrici deturpanti dà risultati eccellenti.

4.4 Le cellule staminali

APM E qui arriviamo a un argomento che potrebbe rivoluzionare il mondo della medicina e della chirurgia, non solo estetica. Quali prospettive apre l'utilizzo delle cellule staminali?

GS Il condizionale in questo caso è d'obbligo perché la ricerca in questo settore è ancora all'inizio. Sappiamo che le staminali prendono il profilo della zona del corpo nella quale vengono iniettate, sappiamo che funzionano, ma sappiamo anche che ci troviamo di fronte a un nuovo capitolo nel campo dell'estetica. In Italia esistono due o tre apparecchi che isolano le cellule staminali. Pertanto, di fatto, i medici non sono certi di quante cellule "gestiscano" quando fanno prelievi adiposi che poi iniettano con un lipofilling. Il risultato, anche se buono, non è al momento standardizzato. Un esperimento, in medicina, è codificabile se il successo è ripetibile. I nostri sono dunque interventi un po' empirici, per i quali ci affidiamo all'esperienza. Quindi, delle staminali non conosciamo la dose e tantomeno il modo più corretto di iniettarle. Sappiamo che la cellula staminale o anche progenitrice, se iperstimolata, ha talvolta incidenza nella trasformazione neoplastica, benché per ora i risultati siano correlati a una bassa percentuale di successo. Le staminali, attraverso la tecnica del lipofilling, vengono utilizzate con un buon esito nelle donne che hanno subito un'asportazione della mammella in seguito a un carcinoma. Con un reimpianto di grasso ricco di cellule progenitrici, che non solo potenziano la crescita di cellule grasse, ma anche dei vasi sanguigni necessari per nutrire il nuovo tessuto, le ferite migliorano e l'impianto dura. E proprio perché siamo di fronte a una materia della quale conosciamo poco, gli interventi vengono ripetuti tre, quattro, anche otto volte, per raggiungere un risultato soddisfacente.

APM   Questa tecnica sostituirà gli attuali impianti protesici?

GS   Alcuni dicono di sì, mentre altri specialisti del settore dicono che sarà impossibile. In ogni caso è una risposta che solo i nuovi studi potranno fornirci. Ed è un'ipotesi sulla quale solo in futuro potranno essere disponibili risultati certi.

4.5   La vagina

APM   C'è una tendenza, soprattutto statunitense, a prevedere anche un ringiovanimento della vagina. Ci sono molte richieste di questo tipo?

GS   Personalmente ho avuto tre richieste del genere in tutta la mia carriera. Tre, e molto curiose. Una paziente ha voluto il rinfoltimento dei peli del pube, effettuato con un trapianto di capelli. Un intervento certamente bizzarro nell'epoca delle cerette brasiliane, del look glabro che ha conquistato anche tantissimi uomini. Un'altra signora mi ha chiesto la riduzione delle grandi labbra poiché, da giocatrice professionista di basket, non riusciva a indossare l'abbigliamento tecnico senza provare fastidio. Un caso certamente unico e alla base del quale c'era una motivazione di tipo tecnico. Infine, nell'ultimo caso, mi è stato richiesto un rigonfiamento del monte di Venere, quella protuberanza che sovrasta la vagina e che è ricoperta di peli; tale richiesta è stata soddisfatta con la collaudata tecnica del lipofilling.

APM **Quali sono le potenziali donne interessate all'intervento, al di là dei casi eccezionali?**

GS Nella donna che ha partorito oltre una certa età c'è il prolasso delle piccole labbra, che può o meno essere accompagnata dall'ipotrofia delle grandi labbra. Non ci si fa caso in genere, ma credo che se ne parlerà sempre di più. Un po' perché i media insistono sempre di più su questo argomento, un po' perché le donne tendono ad analizzare criticamente ogni aspetto del proprio corpo e ad arginare i segni del tempo da punti di vista sempre più ampi. La sessualità, del resto, si vive pienamente anche in età non più verdissime, e spesso ci si mette in gioco con un nuovo partner, al quale ci si vuole mostrare in condizioni eccellenti, o almeno nelle migliori condizioni possibili, anche nell'intimità.

APM **In cosa consiste l'intervento?**

GS È praticamente una labioplastica, che si effettua in anestesia locale. Si porta via una losanga della mucosa e la si ricostruisce con suture, con lo scopo di avere un aspetto più giovanile della vulva. Un altro intervento che si fa, ma io per motivi etici non accetto richieste di questo tipo, è l'imenoplastica, la ricostruzione dell'imene. Ma di questi tempi, al di là delle mie personali riserve, fa francamente ridere pensare che ci siano donne più che disinibite, con vite piene e soddisfacenti, che vogliano proporsi come illibate.

CAPITOLO 5 SENZA CONFINI, OLTRE I 50

Il gioco si fa duro. Dopo i cinquant'anni i segni dell'età si fanno più visibili e occorre prevedere con attenzione come organizzarsi per levigare, rassodare, compattare. La regola del "meno dieci" è la più realistica. Una cinquantenne che dimostra quarant'anni è sulla strada giusta per "congelare" il tempo che passa con grazia e stile, senza rischiare il ridicolo.

APM **Cosa si può ragionevolmente ottenere dalla chirurgia in questa fase?**

GS Oltre i 50 anni ci vuole, per l'appunto, ragionevolezza. La chirurgia può dare molto e dà molto. Bisogna però saper accettare i difetti dell'età. La prima cosa da considerare, se non lo si è ancora fatto, è un lifting del viso, che può essere perfezionato se si è già affrontato l'intervento e che in un sol colpo dà un abbattimento dell'età di 10 anni. Comunque bisogna ricordare che fare un lifting e avere le mani rovinate dall'età serve a poco. Vanno pertanto considerati una serie di interventi sinergici da mettere in atto nei tempi e nei modi giusti. Anche qui affidandosi a un medico che, se è un bravo professionista, non prometterà miracoli, ma validissime soluzioni.

5.1 Il seno

APM **Dopo i cinquant'anni come si affronta la questione seno?**

GS In questa fase le mammelle sono quasi sempre cadenti, con l'ec-

La chirurgia estetica. Giuseppe Sito, Anna Paola Merone © Springer-Verlag Italia 2012

cezione dei seni piccoli, che saranno comunque un po' sciupati da fattori ormonali o dalle gravidanze. Si può dunque procedere a un rimpolpamento con l'ausilio di protesi o con l'innesto di acido ialuronico. Il seno, come è generalmente inteso, resta comunque un intervento richiesto dai 30 ai 50. In seguito è più richiesta la mastopessi, che potremo definire un lifting, un innalzamento e una ricomposizione del seno, perfezionata con o senza protesi.

APM   **Ma come si capisce quando è il caso di intervenire?**

GS   In un seno normale, giovane e turgido, il capezzolo guarda in avanti dritto e al di sotto della mammella non è possibile tener ferma una matita. Quando la matita non cade e il capezzolo punta verso il basso è ora di intervenire. Ma ci sono anche altri parametri.

APM   **Quali?**

GS   Qualsiasi seno ha il capezzolo che dista 18-19 centimetri dal giugolo, la regione anteriore e inferiore del collo, a forma di fossetta, soprastante alla forchetta dello sterno. Può arrivare a 20 centimetri se siamo di fronte a una donna molto alta, una nord europea. Ma di norma, oltre quota 19, abbiamo un seno ptosico. A volte ci capita di operare anche soggetti nei quali la distanza è di 30, 34 centimetri; decisamente una ptosi mammaria importante.

APM   **Vada per l'intervento, ma le complicanze? L'età inizia a essere più delicata.**

GS   Non ci sono complicanze particolari di cui tenere conto, anche se in chirurgia non esistono interventi senza complicanze, che noi cerchiamo comunque di limitare affidandoci alla prescrizione di esami che verifichino nella maniera più completa possibile lo stato di salute della paziente. Tuttavia dobbiamo riconoscere che statisticamente ci sono interventi più o meno complicati e, nel caso della mastopessi, una delle complicanze possibili è la necrosi perché, come più volte sottolineato, si vanno a ledere i vasi sanguigni. È certamente un'ipotesi abbastanza improbabile, ma questo è sicuramente un intervento adatto a chirurghi di grande esperienza.

APM **Veniamo all'aspetto tecnico. Restano cicatrici evidenti?**

GS Evidenti no. Diciamo pure che sono assimilabili, visivamente, a impercettibili smagliature e, a seconda dell'intervento, possono esserci tagli e cicatrici di tipo diverso. Una cicatrice è prevista intorno all'areola; una seconda, verticale, dall'areola al solco, che scende dunque verso il basso. La terza è quella a T rovesciata, che procede sulla linea del solco sottomammario. La mastopessi che prevede solo il riposizionamento della mammella, di solito prevede la sola cicatrice intorno all'areola. Ci sono casi in cui si perfeziona l'intervento con l'uso di protesi o mammelle particolarmente grandi per le quali le incisioni possono essere diverse.

61

5.2 L'addome

APM **Le donne oltre i cinquanta richiedono spesso l'addominoplastica?**

GS Direi di sì. Anzi, questo è un intervento tipico dell'età. L'addome è sciupato da dimagrimenti e ingrassamenti continui, vittima dell'effetto fisarmonica o dalle gravidanze. Molte donne vogliono vedersi più toniche e tornare a indossare il bikini, andare in palestra con magliette più aderenti o corte. Non vogliono vedersi con una pancia cadente, a strati. Magari hanno un seno nuovo, da bikini, e un ventre impresentabile.

APM **È un intervento complesso?**

GS Comporta uno o due giorni di ospedalizzazione e una decina di giorni di decorso postoperatorio durante i quali si può, in teoria, anche uscire o socializzare. Ma in questo periodo va considerato che si cammina piegati a causa di una lunga cicatrice che attraversa l'addome da parte a parte. Insomma, se si resta un po' a riposo non si sbaglia. L'intervento dura dalle 3 alle 5 ore e viene eseguito in anestesia generale, a meno che non ci si trovi di fronte a piccoli addomi. Può essere associato a una lipoaspirazione per la riduzione del pannicolo addominale o dei fianchi. Durante l'operazione si ricrea la parete addominale, l'addome diventa duro come se si fosse fatta ginnastica, si stringe la vita e si riposiziona l'ombelico che, dopo una certa età, scivola molto verso il basso. Si eseguono una serie di processi articolati per i quali il paziente dovrà restare ricoverato per un po' e considerare, nel periodo postoperatorio, la possibilità di dover sopportare qualche doloretto.

APM **Lei ha fatto riferimento a un'associazione fra interventi diversi.**

GS Sì, gli interventi combinati sono una richiesta tutt'altro che occasionale. Spesso ci viene chiesto di procedere non solo in merito a un singolo problema.

APM **In genere quali sono le "combinazioni"?**

GS Dobbiamo fare una prima distinzione. Spesso si procede con interventi combinati in alcuni casi eccezionali o, meglio, specifici. Se ci si trova di fronte a un paziente che, ad esempio, è andato incontro a un importante dimagrimento, il rilassamento cutaneo dell'addome e la ptosi delle mammelle andranno generalmente affrontati insieme con un intervento combinato di addominoplastica e mastopessi. Tali interventi sono una soluzione utile e molto praticata, ad esempio, dalle donne in carriera e da chi non vuol perdere tempo. Si entra in sala operatoria e in un'unica soluzione si fanno un lifting, una blefaroplastica o il naso, il seno e l'addome. Una serie di associazioni che vanno valutate con il medico e che portano anche a un certo risparmio economico. Certo, i tempi della sala operatoria si allungano e sarà utile prevedere almeno un giorno di degenza, ma sono molti i pazienti che preferiscono questo tipo di soluzione.

5.3   La torsoplastica

APM   In cosa consiste la torsoplastica?

GS   È un intervento di derivazione americana non molto diffuso in Italia dove, in un anno, non ne vengono praticati più di dieci. La torsoplastica ha un suo innegabile fascino: consiste nel portare verso l'alto, con un lifting, la completa metà inferiore, anteriore e posteriore del corpo: cosce, glutei e regione pubica. Il tutto dopo aver praticato in queste regioni una lipoaspirazione. Il motivo per cui in Italia si ricorre pochissimo a questo tipo di intervento è duplice: nella pratica vanno affrontate tante ore di sala operatoria e l'incisione è quasi sempre molto evidente perché va fatta in maniera circolare intorno al busto, ad altezza vita. Certo, può essere nascosta da un costume da bagno, ma molto più spesso diventa visibile. E chi vorrebbe girare con una simile cicatrice? A fronte di questo, il risultato è certamente notevole, qualora l'intervento venga eseguito a regola d'arte e i tessuti del paziente lo consentano. Se il tessuto è flaccido, sclerotico, anziano o il paziente è un fumatore, la microcircolazione tissutale viene compromessa, peggiorando moltissimo la cicatrizzazione. Inoltre, anche il chirurgo più esperto potrebbe incontrare difficoltà trovandosi a tirare una massa pesante come quella composta dai tessuti della metà inferiore del busto. È pressoché inevitabile doversi preparare a fronteggiare una serie di rischi, fra cui la difficoltà relativa al mantenimento dei punti e quella dell'asse della cicatrice, che potrebbe scendere.

APM   Dunque il risultato è difficile da perseguire?

GS   I risultati sono molto buoni se l'intervento, che ha più di un'incognita, va bene. La risalita che si può ottenere va dai due ai quattro centimetri – non poco, oserei dire.

63

APM Quanto dura l'intervento?

GS Circa quattro ore. Viene eseguito in anestesia peridurale o, meglio, in anestesia generale. Poi basta restare sotto osservazione un paio di giorni prima del ritorno a casa.

APM La fase postoperatoria presenta particolari problemi?

GS Si avverte dolore in corrispondenza delle ferite chirurgiche e dei drenaggi che vengono rimossi dopo quarantotto ore. Inoltre bisogna seguire una terapia antibiotica e generalmente vengono prescritti anche degli antidolorifici.

APM E la durata nel tempo?

GS Dipende, comunque in media una decina d'anni.

5.4 Il lifting delle braccia

APM Le braccia sono un cruccio di molte signore. Il lifting in questa zona è una soluzione per porre rimedio al rilassamento a tendina del braccio?

GS Personalmente non sono entusiasta di questa metodica. La filosofia dei nostri interventi persegue un risultato massimo a fronte di una visibilità cicatriziale minima. Il lifting del braccio, invece, comporta una cicatrice che va dal gomito alla spalla, o poco meno. Su dieci pazienti che vengono da me con questa richiesta se ne operano in media tre, dopo aver considerato le controindicazioni di questo intervento e sostanzialmente la visibilità delle cicatrici. Una signora decisa ad affrontare il lifting per mettere abiti senza maniche è generalmente una paziente che rinuncia perché una cicatrice le appare peggio di un rilassamento cutaneo. Certo, ci sono casi in cui va fatto.

APM In quali casi è dunque indicato?

GS Nel caso di un braccio molto flaccido, con una sovrabbondanza di peso, può senz'altro essere considerato. Soprattutto se c'è una lassità cutanea importante ed evidente, dovuta a dimagramenti notevoli, a una senescenza avanzata o un forte disagio psicologico. C'è gente che soffre moltissimo per le proprie braccia flaccide, che non reagiscono alla ginnastica come ci si aspetterebbe. Pertanto, quando si procede, lo si fa praticando un'incisione importante e va da sé che, per quanto eseguita con attenzione e perizia, può esitare in una cicatrice di brutta qualità, una cicatrice che ricade nella parte ascellare mediale. Basta insomma stendersi al sole perché sia visibile. Un altro tipo di cicatrice che viene effettuata è quella a T, con la branchia verticale verso il braccio e quella orizzontale verso l'ascella.

APM Le donne che rinunciano al lifting hanno alternative?

GS Nel caso di un normale sovrappeso è indicata una lipoaspirazione che viene effettuata con una minuscola incisione all'altezza del gomito e dell'ascella, attraverso cui vengono infilate delle microcannule. Si tiene il braccio fasciato per una settimana e il risultato è davvero brillante. Su braccia particolarmente grosse, si asportano fino a 250 grammi di grasso per parte.

5.5 Il lifting delle cosce

APM Il lifting delle cosce in quali casi è indicato?

GS È un intervento che presenta lo stesso problema del lifting delle braccia. Inventato da Ivo Pitanguy, è molto antico ed è indicato nei casi di grave obesità, seguita da un dimagrimento notevole e dalla conseguente caduta dei tessuti. Insomma, quando si è di fronte a una coscia flaccida che tende a cadere, spesso con un avvallamento alla radice.

APM È un tipo di intervento molto praticato?

GS È più frequente del lifting delle braccia.

APM E che tipo di incisione prevede?

GS Qui l'incisione ricalca la linea inguinale; da qui si interviene per portare verso l'alto i tessuti, a volte dopo aver eseguito una lipoaspirazione.

APM La cicatrice resta visibile?

GS La cicatrice è in zona perineale, ma per un mese o due. Poi, per la forza di gravità e per il movimento, tende a scendere di un paio di centimetri. Può essere evidente, sgranata, brutta. Anche per questo motivo si propone l'intervento in maniera selezionata. Abbiamo provato a spostare la cicatrice, ma non ci siamo riusciti. Dobbiamo immaginare, quindi, che questo intervento non sia adatto a tutti.

5.6 La manutenzione

APM Quanto è importante la "manutenzione" dopo un intervento così serio? O comunque dopo un qualsiasi intervento di chirurgia plastica?

GS Davvero tanto. Una gran pazienza, qualche cicatrice, sale operatorie, sedazioni, anestesie locali, convalescenze. Il cammino verso la bellezza è lungo e ricco di ostacoli più o meno importanti. Ma i risultati ottenuti bisogna saperli gestire, con attenzione e grandi cure. E molte donne non sono poi così scrupolose, pur avendo affrontato interventi importanti. Sembra strano, ma tante ignorano prescrizioni anche semplici.

APM Insomma, professore, a questo punto è chiaro che non basta un bisturi una tantum.

GS No, non basta. Un po' perché ci sono interventi che vanno riveduti, ripetuti, ripresi. Strade che vanno insomma percorse più di una volta, correzioni da prevedere e revisioni a distanza di tempo. Un po' perché agli interventi va affiancata quella che viene definita medicina estetica e cosmetologia. Il bisturi fa il 90 per cento, ma l'idratazione, la protezione solare e il mantenimento del peso costituiscono l'altro 10 per cento. Le manovre ancillari o complementari agli interventi chirurgici sono indispensabili. A volte si tratta di azioni propedeutiche, altre volte diventano successive, spesso sovrapponibili alle operazioni vere e proprie. Insomma sono tanti i fattori in gioco.

5.7 I modelli di riferimento

APM **Dai miracoli di Photoshop alla concretezza della chirurgia estetica il passo è davvero lungo. Ma a tante donne sfugge l'idea che la perfezione proposta sui giornali sia del tutto irreale. Quante sono le signore che arrivano con la foto di una star e chiedono quel naso o quel seno?**

GS C'è una piccola percentuale di donne mature che avanza richieste di questo tipo. Ma sono soprattutto le ragazzine che arrivano in studio con modelli di naso, generalmente all'insù, dritti, sempre senza gobba e invariabilmente visti sui giornali. Ma un conto sono questi modelli, che comunque vanno inseriti armonicamente in un viso e con la consulenza di un bravo medico, un conto è l'idea di poter conquistare attraverso il bisturi qualsiasi immagine si voglia. Il rischio dell'influenza mediatica è concreto. Tante vogliono un sedere come quelli scelti per le pubblicità della lingerie, ma dobbiamo stare attenti! Ci sono alcune cose che solo la natura può dare. Un esempio dei messaggi fuorvianti? Il film di Pedro Almodóvar sulla chirurgia estetica, che è irreale, utopico e direi anche frutto di una mente visionaria. Ci sono poi tantissimi programmi televisivi che parlano di chirurgia estetica in maniera spesso superficiale e che

CAPITOLO 6 GLI UOMINI

Sono loro i pazienti più esigenti, alla ricerca di soluzioni utili e discrete per recuperare qualche anno, per far scomparire le "maniglie dell'amore", le borse sotto gli occhi, un po' di grasso qua e là. Gli uomini fra cosmesi, medicina estetica e chirurgia plastica si muovono con dimestichezza. E anche se in Italia non siamo ancora al fenomeno dei metrosexual, è certo che anche austeri professionisti non rinunciano ad avere un viso non segnato e una figura leggera e tonica, che possano garantire la possibilità di avere maggiori riscontri sociali, nel lavoro e nella vita privata. Del resto essere più sicuri di se stessi e delle proprie potenzialità è una carta vincente in tutti i settori della vita.

APM **Quali interventi di chirurgia estetica sono più richiesti dagli uomini?**

GS Gli uomini, di anno in anno, sono sempre più consapevoli di quello che vogliono. E sono sempre più decisi a conservare un'immagine giovane e vincente. Sono partiti un po' in ritardo rispetto alle donne, ma stanno rapidamente guadagnando posizioni importanti. Si informano, cercano di capire come ottenere i massimi risultati, spesso affrontano interventi impegnativi senza batter ciglio e sono molto attenti sul fronte della manutenzione ordinaria. Sono tantissimi quelli che chiedono la blefaroplastica, alla quale si avvicinano dopo i 50 anni, l'eliminazione del doppio mento o, ancora, l'eliminazione delle cosiddette "maniglie dell'amore".

La chirurgia estetica. Giuseppe Sito, Anna Paola Merone © Springer-Verlag Italia 2012

6.1   Il doppio mento

APM   In cosa consiste l'intervento per eliminare quello che viene generalmente definito doppio mento?

GS   È una mini-lipoaspirazione. Si porta via il grasso dalla parte inferiore del viso attraverso alcune cannule molto sottili e si benda poi la parte con un grosso cerotto, così la pelle aderisce bene agli strati sottocutanei. L'intervento dura mezz'ora e si pratica in anestesia locale. Le cicatrici sono minuscole e praticamente invisibili e, dopo l'operazione, si inizia a recuperare in capo a una settimana e il risultato è davvero eccellente.

APM   Controindicazioni?

GS   Praticamente non ce ne sono. E se si considera che questo tipo di inestetismo è un macigno pesante sull'estetica del volto e che la soluzione chirurgica è sostanzialmente semplice, si capisce perché in tanti lo richiedono.

6.2   La blefaroplastica

APM   La blefaroplastica, invece, è un intervento complesso?

GS   Prevede un'ora di sala operatoria. Dopo l'intervento è necessario portare gli occhiali scuri per due giorni e usare tanto ghiaccio per 7-8 giorni per trattare gli ematomi che quasi sempre sono presenti. La parte che si va a trattare è infatti molto sensibile.

APM   Non c'è il rischio di "perdere" il proprio sguardo?

GS   Se l'intervento è ben fatto proprio no. Noi non tocchiamo l'occhio, lavoriamo al di fuori. Certo, se la blefaroplastica non è perfezionata, l'occhio si può arrotondare. È perciò indispensabile rivolgersi a un medico in grado di procedere con grande cautela. Ma è un intervento che consente di recuperare la giovinezza dello sguardo: si riapre l'occhio, si vede tutta la pupilla e ne trae giovamento soprattutto chi ha l'occhio chiaro, che viene fuori in maniera molto netta.

6.3 La ginecomastia

APM Passiamo ad altro. È molto richiesta la ginecomastia?

GS È un intervento che, nel totale delle richieste generali, non è richiestissimo. E comunque chi vi si sottopone è generalmente un uomo giovane. Chi non lo fa è perché ha paura di soffrire o, trattandosi di mammella maschile, ritiene che chissà cosa possa succedere.

APM In cosa consiste?

GS Si interviene sull'ingrossamento patologico della mammella maschile, che può arrivare anche a simulare quella femminile. Con una ricaduta antiestetica notevole. Non si tratta di un ingrossamento legato all'età puberale o senile, né a fattori ormonali. Solo la vera ginecomastia è legata all'incremento di ormoni femminilizzanti, ma è molto più frequente la pseudo-ginecomastia, e cioè l'aumento del volume di grasso mammario che simula una forma femminile del busto. Quindi l'intervento può essere duplice. Se c'è un incremento della ghiandola mammaria, portiamo via la ghiandola con un'incisione praticata intorno all'areola. L'intervento si fa in anestesia locale, in day surgery.

APM E se invece si tratta di una pseudo-ginecomastia?

GS In questo secondo caso ci troviamo in presenza di grasso da asportare e, dunque, si procede con una lipoaspirazione. In anestesia locale si praticano minuscole incisioni e si aspira, con cannule sottili, il grasso in eccesso. Questa lipoaspirazione è chiamata "tumescente" e prevede l'iniezione di una soluzione anestetica nel grasso sottocutaneo: il tessuto si gonfia, cioé diventa tumescente. I vantaggi, anche qui, sono davvero notevoli.

APM **E i tempi di guarigione?**

GS I tempi di guarigione sono brevissimi e il "dopo" va affrontato portando una fascia elastica e prevedendo qualche inevitabile ematoma. La ginecomastia è assolutamente risolutiva rispetto a un problema che per molti è invalidante e in numerosi casi ben visibile, anche sotto magliette e camicie. Pertanto, non c'è motivo per non fare questo tipo di intervento.

6.4 La falloplastica

APM **Scendendo più in basso, quanti sono gli uomini che richiedono una falloplastica?**

GS Non pochi. Si tratta sostanzialmente di maschi affetti da quella che viene chiamata sindrome dello spogliatoio. Perché è un disagio che si manifesta tipicamente negli spogliatoi sportivi maschili dove ci sono uomini che si chiudono nella doccia e che stanno molto attenti a non mostrarsi nudi agli altri, ritenendo di avere un pene sottodimensionato. E provano dunque vergogna a svelare ad altri uomini quello che vivono come un handicap. Si badi bene, non si tratta di giovanotti alle prese con problemi di crescita, di identità e di sviluppo; coloro che giungono all'intervento hanno spesso moglie e figli, una vita sociale e di relazione del tutto regolare, ma hanno vergogna del proprio pene che vedono piccolo, anche se spesso non è così. Si può senz'altro affermare che siamo di fronte a un problema che è spesso assolutamente mentale.

APM **E come si affronta?**

GS Con un intervento che dà buone soddisfazioni. C'è la falloplastica di allungamento o quella di ingrossamento. La valenza, in entrambi i casi, è solo estetica. Non è un intervento correttivo dal punto di vista funzionale e in erezione si guadagna poca cosa. Non paragonabile certo ai tre, quattro centimetri che si guadagnano a riposo. Per l'allungamento si procede con una resezione semitotale del legamento sospensore. Si tratta di una lingua fibrosa, una sorta di tendine che tiene legato il pene al corpo. Quindi si seziona e lo si porta avanti con una sutura plastica, così che la parte "sepolta" si trovi a essere esposta. Può essere associato, e talvolta è d'obbligo, a una lipoaspirazione del pube, per riportare a galla ciò che era annegato nel grasso.

APM **Che rischi ci sono?**

GS Se l'intervento non è fatto con misura, il pene non è mantenuto e può avere uno sbandieramento. Ma è una condizione rara.

APM **Passiamo all'ingrossamento. In questo caso l'intervento in cosa consiste?**

GS È un intervento che si effettua con un lipofilling di grasso lavorato e centrifugato, o con un acido ialuronico molto denso, che viene iniettato nella parte. In appena dieci minuti il pene diventa sensibilmente più grosso. Il trattamento va ripetuto dopo un anno e mezzo. In realtà c'è anche un terzo tipo intervento, che si consiglia a chi ha il pube cicciottello, con un pannicolo adiposo pronunciato. In questo caso si procede con una liposcultura sovrapubica. Si appiattisce la parete aspirando il grasso e il pene così viene fuori e appare sensibilmente più grosso.

APM **C'è un movimento di "contrari" agli interventi di falloplastica, definiti inutili.**

GS Inutili da quale punto di vista? Certo abbiamo detto, con molta chiarezza, che non è un tipo di operazione che offre riscontri dal punto di vista funzionale. Ma io conservo lettere mandate da uomini che mi ringraziano e che mi raccontano di come è cambiata la loro vita. Perché evidentemente vivevano un disagio. E qui torniamo al punto di partenza. La sensibilità di ciascuno, la percezione che ogni persona ha del proprio fisico, dei propri difetti vanno considerate con attenzione. Mai minimizzare, mai enfatizzare, mai presentare un intervento come facilissimo o come un ostacolo insormontabile. Ascoltare, decidere insieme, guidare il paziente verso la scelta giusta per riappropriarsi della propria serenità è il primo compito di un medico. Perché questo è, e resterà, un lavoro per medici.

6.5 Le "maniglie dell'amore"

APM Cosa sono le cosiddette "maniglie dell'amore" e come si formano?

GS Altro non sono che un accumulo di grasso localizzato, più o meno come avviene nelle donne con le *culotte de cheval*. Nell'uomo il grasso assume una disposizione a mela, nella donna a pera, accumulandosi nella parte alta della vita, diciamo pure nella fascia che corre sopra i fianchi. Si formano così quelle antiestetiche deformità che i francesi chiamano *les poignées d'amour*, ovvero le "maniglie dell'amore", perché nell'abbraccio la donna sarebbe portata a stringere quelle parti. Ma se alle donne questo può apparire come un vezzo, agli uomini proprio non piace. È un accumulo che deforma giacche, camicie e pantaloni che si spingono giù, verso le ossa iliache, per compensare l'armonia della figura.

APM È semplice eliminarle?

GS Molto semplice. Del resto l'eliminazione di questo difetto rappresenta una delle richieste più frequenti avanzate dagli uomini sopra i 45 anni. Così come la donna chiede al medico di far scomparire la cellulite, i cuscinetti di grasso malato, l'uomo vuole cancellare le "maniglie dell'amore". Grasso puro eliminato con la lipoaspirazione che consiste, così come nella tecnica classica, in un intervento in regime di day hospital effettuato in anestesia locale. Attraverso un paio di minuscole incisioni di quattro, cinque centimetri sulla linea laterale dei fianchi e con un accorto movimento di "va e vieni" si procede all'aspirazione di una quantità di grasso che può arrivare fino a 500-600 grammi.

APM   **Il postoperatorio cosa comporta?**

GS   Il paziente per una settimana deve portare una pancierina come quelle consigliate alle donne nel periodo successivo alla gravidanza, per consentire alla pelle di aderire perfettamente ai tessuti. E il gioco è fatto. Durante questa settimana può fare la vita di sempre e nascondere la fascia elastica sotto camicie e giacche.

APM   **È un tipo di intervento definitivo?**

GS   Noi crediamo che l'eliminazione del grasso sia un tipo di intervento piuttosto definitivo, sempre che non ci si lasci andare. Un aumento ponderale di 15-20 chili mette decisamente in discussione i migliori risultati. In caso contrario, si può fare senz'altro affidamento sulla durata nel tempo dei risultati raggiunti grazie all'aiuto del chirurgo.

6.6   La calvizie

APM   **Uomini stempiati, donne con pochi capelli. Come si affronta chirurgicamente la calvizie?**

GS   La calvizie è una condizione di mancanza, totale o parziale, dei capelli che si misura in base alla scala Hamilton o alla scala Norwood. Quella più diffusa corrisponde a un diradamento della parte fronte-occipitale dei capelli e solitamente colpisce gli uomini e non le donne. Prima del trattamento chirurgico possono essere valutati interventi di tipo farmacologico. Esistono diversi farmaci che consentono di rallentare, bloccare e in alcuni casi invertire il processo della caduta dei capelli. Il farmaco più efficace è quello utilizzato nella terapia del cancro prostatico. Funziona perché inibisce il livello di testosterone, ma ha alcuni effetti collaterali, fra cui la caduta della libido. Per questo motivo si tratta di una terapia poco indicata ai giovani. Da qualche tempo si è imboccata la strada del PRP, *platelet rich plasma*, o plasma arricchito. Si fa un prelievo di sangue che viene poi centrifugato portando via la parte ematica. Il siero con piastrine viene iniettato nell'area interessata dalla calvizie androgenetica e stimola la ricrescita dei bulbi piliferi. Un sistema che viene adoperato con successo anche nella terapia della senescenza del volto perché rivitalizzante. Nella calvizie lo si utilizza alternandolo con una soluzione ricca in aminoacidi e acido ialuronico. Complessivamente ci si sottopone a sei trattamenti alternati nell'arco di quattro mesi.

APM **In quale caso si ricorre alla terapia chirurgica?**

GS È la soluzione che chiedono pazienti che vogliono risposte immediate e certe. L'auto trapianto follicolare mono bulbare è radicale e garantisce un maggior successo. Si tratta di un intervento lungo che dura 4-5 ore, ed è eseguito da un'équipe formata da non meno di quattro persone. Dunque una procedura articolata e per questo motivo costosa, che può essere realizzata anche a tappe. Si incomincia con un rinfoltimento e, a distanza di 7-8 mesi, si fa un secondo trattamento. In genere in questo campo operano chirurghi con una particolare specializzazione, che si dedicano quasi esclusivamente a questo tipo di intervento e che hanno seguito i significativi progressi che la tecnica dell'autotrapianto ha avuto negli ultimi 50 anni. Le dimensioni delle regioni impiantate sono diventate sempre più piccole, fino a raggiungere il singolo capello. I primi trapianti di capelli mettevano innesti cilindrici larghi 4 millimetri, pari a 10-12 bulbi. I capelli trapiantati crescevano però a ciuffetti con un effetto poco naturale, quasi da bambolotto.

APM I risultati sono definitivi?

GS Assolutamente sì. Nei primi tempi dopo il trapianto si può assistere a una parziale caduta dei capelli impiantati, poi i nuovi capelli trapiantati inizieranno a crescere dopo circa 2-3 settimane, talvolta anche dopo alcuni mesi. Questi capelli cresceranno forti e robusti, per sempre. E a distanza di qualche mese, se necessario, si potrà effettuare un secondo trapianto, per rinfoltire maggiormente.

CAPITOLO 7 CONCLUSIONI

7.1 Come prepararsi a un intervento

APM Professore, ci sono indicazioni generali per chi si avvicina a un intervento di chirurgia estetica?

GS Certamente sì. E sono indicazioni che riguardano in genere chiunque deve affrontare un intervento. Nel caso specifico che ci riguarda, il paziente affronta la sala operatoria avendo la possibilità di prepararsi a questo appuntamento. Non siamo di fronte a casi di emergenza. Dunque è opportuno, e possibile, prepararsi per tempo e con una certa cura. E le strade da seguire sono due: una psicologica e l'altra fisica.

APM Partiamo da quella psicologica.

GS È normalmente legata alla conoscenza dell'intervento che si affronterà. Il paziente si documenta in genere attraverso libri, riviste e soprattutto in rete. Poi si consultano cataloghi e si parla finalmente con il chirurgo per sapere tutto quello cui si va incontro: dagli ematomi alle cicatrici, dai dolori alla ripresa della vita sociale.

APM E la preparazione fisica in cosa consiste?

GS Le indicazioni sono sostanzialmente due: la sospensione di un'eventuale terapia anticoncezionale e quella del fumo. Una terapia anti-

La chirurgia estetica. Giuseppe Sito, Anna Paola Merone © Springer-Verlag Italia 2012

concezionale in corso, soprattutto per chi sosta per tre quattro ore su un tavolo operatorio, crea il rischio di una possibile insorgenza di trombosi.

APM **E il fumo?**

GS Chiediamo la sospensione del fumo non perché faccia male in senso generale, ma perché altera la micro circolazione tissutale. I fumatori hanno il sistema nutritivo della pelle alterato. Sull'epidermide c'è un sistema di trasporto dell'ossigeno attraverso piccole arterie che nei casi di soggetti fumatori sono ristrette. Questo comporta un problema nella cicatrizzazione.

APM **Quanto tempo prima di un intervento si deve rinunciare alla sigaretta?**

GS Perlomeno un mese prima, ma non riusciamo mai a persuadere i pazienti a una pausa così lunga. Senza considerare che in tanti decidono per un intervento in tempi brevi e in tempi altrettanto brevi vogliono affrontare la sala operatoria. I pazienti impazienti sono davvero tanti.